MÉDECINE RAISONNABLE RAISONNÉE

ou

L'ART

DE

DEVENIR MÉDECIN

EN 4 MOIS

PAR

Hip. BONCOURT

CHEF DE BATAILLON RETRAITÉ, OFFICIER DE LA LÉGION D'HONNEUR.

Prix : 1 fr. 25

DIJON

IMPRIMERIE EUGÈNE JOBARD
Place Darcy, 9.

Déposé. Reproduction interdite.

MÉDECINE RAISONNABLE RAISONNÉE

ou

L'ART DE DEVENIR MÉDECIN

EN 4 MOIS

MÉDECINE RAISONNABLE RAISONNÉE

OU

L'ART

DE

DEVENIR MÉDECIN

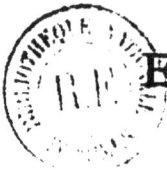

EN 4 MOIS

PAR

Hip. BONCOURT

CHEF DE BATAILLON RETRAITÉ, OFFICIER DE LA LÉGION D'HONNEUR.

Prix : 1 fr. 25

DIJON

IMPRIMERIE EUGÈNE JOBARD
Place Darcy, 9.

PROLOGUE

———

Res, res, non verba.

Par cette petite brochure je crois pouvoir faire pénétrer une partie des lecteurs dans ce domaine jusqu'alors interdit aux profanes, la « *Médecine* », la leur présenter sous un jour qui permet d'en saisir facilement les traits essentiels et les mettre en état, en quelques mois, de guérir un grand nombre de maux et de maladies avec plus ou moins de succès que moi, suivant leur aptitude.

Je n'ai jamais étudié un livre de médecine ni d'hygiène. Peut-être ai-je bien fait, car je me serais noyé sans doute comme tant d'autres dans cette immense quantité de détails présentés sans un véritable plan d'ensemble.

Malgré cela, au moyen de mon formulaire que j'ai conçu et que j'ai bien en tête, je guéris avec un succès constant, une masse de maux et de maladies que je rencontre de hasard..... en recherchant avec soin et ténacité les cas difficiles, les abandonnés pour ainsi dire, et cela depuis le mois de mai surtout jusqu'à la fin d'août, époque à laquelle j'ai réellement terminé ma brochure.

Que sera-ce donc quand j'aurai plus d'expérience ?

Ne voit-on pas quel horizon immense s'ouvrira à l'amélioration de la santé publique quand ce formulaire sera entre les mains des maires, curés, instituteurs de campagne, maîtres de fabrique, chefs d'industrie, etc., etc., qu'ils s'en seront approprié les éléments rapidement et sûrement et qu'ils auront pratiqué quelque peu?

Les dissertations les plus savantes, les plus subtiles, les négations de toutes sortes ne peuvent servir de rien devant les faits..... La médecine étant par dessus tout une science de faits!!!

Et les faits parleront pour moi. Ils seront en dernière analyse l'apologie de cette brochure.

Rue Vannerie, 45, Dijon, 22 septembre 1888.

Hip. BONCOURT,

Chef de bataillon retraité. Officier de la Légion d'honneur.

MÉDECINE RAISONNABLE RAISONNÉE

ou

L'ART DE DEVENIR MÉDECIN

EN 4 MOIS

>✳<

CONSIDÉRATIONS GÉNÉRALES PRÉLIMINAIRES

La santé! le premier des biens! que le public soigne si mal, non par insouciance, mais par ignorance des principes généraux par lesquels on la conserve.

J'établirai donc d'abord ces principes avec les détails les plus importants qu'ils comportent, ce qui constituera les bases de l'hygiène générale.

Puis la médication que je divise en deux parties :

La médication que j'appelle naturelle dont je m'occuperai pour le bien du public, et la médication spéciale et pharmaceutique qui ressort des hommes de l'art.

Quand l'inobservation habituelle ou accidentelle d'un des principes amène un mal, la médication naturelle est souvent le retour pur et simple au principe inobservé, cause du mal.

C'est ici le moment d'écrire le précepte bien connu, mais si peu suivi. Il faut sans cesse l'avoir en tête, car il est la base de toute vraie médication :

— En général on ne peut guérir un mal rapidement et radicalement qu'en supprimant la cause qui l'a produit. —

Le formulaire des principes généraux de l'hygiène sera établi d'une manière assez complète, assez claire et assez concise pour que tous en état de raisonner quelque peu puissent y trouver eux-mêmes, le plus souvent, un guide dans la recherche de la cause du mal et par conséquent de sa médication facile et sûre.

En outre, si le mal nécessite une médication spéciale, on pourra l'empêcher de s'aggraver et éclairer le médecin.

La médication naturelle aidera puissamment l'autre médication qui, sans celle-là, sera plus lente, moins sûre et souvent éphémère.

La médication naturelle aidera puissamment aussi les opérations chirurgicales et en assurera même le succès.

Prenons deux exemples à l'appui.... par rapport à l'alimentation qui joue un rôle plus ou moins important dans toute maladie et par conséquent dans toute médication :

1° En général, les animaux à l'état d'indépendance, et même ceux qui vivent avec l'homme sans participer aux excitants de son alimentation, en dehors de ce qui est dans leur nature, n'ont point de ces vilaines plaies de l'homme, et les plaies provenant de coups, lésions, blessures, se guérissent très rapidement, étant tenues propres par la langue ou par l'eau. Il en est de même de celles de l'homme dont l'alimentation est sobre et frugale.

Mais prenez un ouvrier qui a l'habitude de boire la goutte ou le vin blanc le matin, de prendre viande et vin à ses repas, non-seulement il attrapera souvent du mal sans coup ni blessure, mais s'il attrape une simple écorchure, elle durera longtemps, pourra même se changer en mal sérieux. Que de membres obligés à l'amputation parce qu'on n'a pas été soumis dès le début à une alimentation douce, naturelle, sans aucun excitant !

2º Dans les premiers temps de mon arrivée au régiment, à Strasbourg, sous-lieutenant à dix-neuf ans, échappé à la férule de l'école et au calme de la famille, c'était une série interminable d'infractions à la condition 1, 6, et de soirées dans les brasseries enfumées, condition 4.

J'attrapai des maux d'yeux et j'entrai à l'hôpital avec un ami pour la même cause, mais non sans avoir auparavant déjeuné copieusement : foie gras, bourgogne. Un très célèbre opérateur qui m'examina me demanda si je voyais trouble : quelquefois, lui répondis-je sans malice. Là dessus, il me posa un séton à la nuque avec une dextérité merveilleuse qui enchanta l'entourage, excepté moi qui n'osai rien dire.... C'était un grand artiste, mais un pauvre médecin à mon sens actuel. S'il m'avait d'abord demandé ce que je mangeais, ce que je buvais, quelques mots au sujet de mes occupations de nuit, je n'aurais pas eu besoin de séton, mais d'avertissement. Enfin je guéris rapidement, grâce aussi au régime sévère de l'hôpital, pour avoir de nouveau mal aux yeux plus tard, jusqu'à ce qu'enfin je devienne plus sobre sans doute.

Ce formulaire, relevé par des exemples saisissants et par les traitements des maladies et maux les plus communs, serait entre les mains des chefs de famille, ferait partie des bibliothèques des écoles, lycées, pensionnats, serait enseigné aux enfants dans son essence, comme un caté-chisme de santé, avec autant de facilité et de ténacité que les devoirs de la vie ordinaire et de classe, et, j'ose aller plus loin, entrerait dans le programme du baccalauréat, si la science n'est pas une vaine parade.

Le canevas que j'ai tracé dans le but d'être utile pourra être plus complètement rempli et modifié par un homme de l'art avec plus d'autorité et de science.

Mais avant de l'établir, je trouve indispensable de présenter quelques observations générales sur l'alimentation qui joue un rôle si considérable dans la santé.

La bonne alimentation (non dans le sens qu'on ne lui attribue que trop de nos jours) est la base d'une bonne santé.

Il y a bien des erreurs et des préjugés au sujet de ce qu'on appelle une bonne alimentation. Je dis bonne, je ne dis pas agréable.

Par contre l'alimentation défectueuse est la source d'une infinité de maladies. En outre elle donne une aggravation bien plus maligne aux maladies provenant d'autres causes et les rend plus rebelles à la guérison. Dans le traitement des maladies, on s'occupe peu en général de l'alimentation ; aussi, quand un sujet est guéri, il revient inconsciemment à l'alimentation, cause première souvent ignorée du mal : le mal revient et le médecin aussi, ainsi de suite. Ainsi, par exemple : Prenons ces gourmands endurcis qui vont aux eaux sérieusement et où ils se privent sérieusement ; nécessairement ils éprouvent un mieux sensible, mais pour recommencer la bombance à leur retour. Ils auraient aussi bien réussi en se privant chez eux et en y buvant de l'eau fraîche (à part le plaisir de la villégiature).

Je ne conteste pas évidemment l'efficacité des eaux thermales dans les cas bien appropriés, mais encore dans ces derniers cas, on recommence le régime ancien au retour.

On croit généralement que l'usage habituel de la viande et du vin, comme base de la nourriture, donne la force et la santé. Les formules de chimie viennent même au secours de cette opinion dont la gourmandise est le premier avocat. Voyons si elle est corroborée par les faits pratiques observés sur une large échelle, à quarante ans en arrière. Si c'est à douter à cette époque-là, *à fortiori* est-ce encore plus à douter à cette époque-ci, vu la falsification des vins et d'une partie des aliments actuellement mis en usage ; et qu'on ne vienne pas alléguer cette pauvre raison que les travailleurs en ont besoin (il est bien entendu que je mets la raison d'agrément de côté); car, depuis quarante ans, les machines ont abaissé leur degré de force mise en œuvre, le chiffre des heures de leur travail a diminué et bien d'autres conditions réellement meilleures leur sont venues en aide. Eh bien! est-ce que la race des travailleurs s'est améliorée? Reportons-nous seulement à vingt ans en arrière, pour éviter dans la discussion l'entrée en ligne de l'extension actuelle du tabac et du libertinage précoce.

1° Examinons trois populations qui, prises deux à deux, ont des situations climatériques assez semblables.

Les Charentes, où on boit du vin. Le Finistère et le Morbihan, où l'eau est la boisson habituelle ; l'eau-de-vie n'y est bue que comme extra le dimanche et dans les fêtes et réjouissances, et pas par tous. Le Sud de l'Angleterre, où on mange beaucoup de viande; dans le Finistère et le

Morbihan, beaucoup de laitage, farine, légumes et un peu de lard. Eh bien! est-ce que cette race bretonne a quelque chose à envier aux deux autres?

2° Allons plus loin. Les habitants des Vosges ont pour alimentation habituelle aussi le laitage, les légumes, la pomme de terre surtout, un peu de lard et de l'eau fraîche. Le dimanche et jours de fête le vin ou un peu d'eau-de-vie. On mange de la viande une fois par an, à la fête. N'est-ce pas une belle race d'hommes sous tous les rapports?

3° La principale nourriture aux Canaries est le maïs; quels beaux hommes! Dans le centre de la Russie, c'est le seigle. Les Japonais, une des races les plus intelligentes et les plus robustes, sont végétariens et ont l'eau et le thé pour boisson.

4° Il y a quarante ans, la sempiternelle gamelle du troupier français, bien garnie de pain et de légumes, surmontée d'un morceau de bœuf microscopique, le tout arrosé avec l'eau fraîche de la fontaine; cela ne faisait-il pas un homme vigoureux après un an de ce régime au régiment et l'exercice?

Dans les premières années de la conquête en Algérie, il y avait souvent des colonnes marchant, combattant sous un climat ardent, pendant plusieurs mois de suite, sans autre nourriture que du biscuit et du café, quelquefois de la viande de razzia, quelquefois des galettes faites avec des grains de blé pilés entre deux pierres, avec l'eau des puits et des flaques en terrains particuliers; mais à la fin de ces expéditions, les troupes étaient des prodiges de force et d'ardeur qui, en nombre suffisant, auraient fait la conquête du monde.

5° Terminons cet exposé assez long, avec la légende classique par excellence. Tous les collégiens connaissent le brouet noir des Spartiates et l'eau fraîche imposés par le législateur. Est-ce que ce n'est pas à cette époque du brouet noir que les Spartiates offraient le type le plus robuste et le plus courageux de la race humaine?

J'offrirais de parier que Lycurgue était le premier des médecins, car il avait supprimé une grande partie des médecins par sa législation.

J'aimerais à écouter, sur les deux derniers exemples surtout, les explications des savants qui traduisent l'alimentation en formules chimiques.

On dit aussi que les boissons alcooliques sont nécessaires aux hommes du Nord. C'est une immense erreur.

Premier exemple : Voyez les bûcherons du Canada dans l'exploitation des bois de construction. Écossais et Français d'origine, c'est un des beaux types de l'homme civilisé. Dans ces âpres climats, je suppose? dans ces rudes travaux, aux deux bouts de l'hiver, leur boisson est l'eau et le thé fort sans sucre ni liqueur; leur nourriture consiste en beaucoup de pain, du lard et le gibier qu'ils peuvent tuer.

Deuxième exemple : Dans cinq États du Nord de l'Union américaine, le commerce des spiritueux y est complétement prohibé. Dans la plus grande partie des hôtels, on n'y sert pas de vin, et là où il est servi, c'est avec une grande parcimonie.... La statistique officielle constate que, dans ces cinq États, la santé y est très florissante et que le paupérisme et la criminalité y sont à peu près nuls, en con-

traste frappant avec les autres États où le commerce des
spiritueux est libre. Le temps n'est peut-être pas éloigné
où il sera prohibé dans toute l'Union.

Il est même très à propos de remarquer qu'il n'y a pas
un demi-siècle, ces États étaient habités par cette belle
race d'Indiens, si illustrés par Cooper, et que l'usage des
spiritueux importé par les blancs abrutit si rapidement et
contribua si puissamment à assujettir ou plutôt à faire disparaître.

Troisième exemple. Dans la rude campagne d'hiver devant Sébastopol, l'alimentation consistait en lard et bœuf
salés, biscuit, eau médiocre et café. On y faisait souvent des
distributions d'eau-de-vie et de rhum d'assez bonne qualité.
Mes amis et moi nous n'en faisions pas usage : à peine
quelques gouttes dans le café et quelquefois. Nous sortions
d'Afrique, où nous avions cessé l'usage des spiritueux.
Nous avions remarqué qu'en buvant de l'eau-de-vie dans les
tranchées, une fois la surexcitation passée, les souffrances
du froid devenaient intolérables. On perdait toute énergie,
tout moral, même jusqu'au souci de la vie. Les officiers
observateurs ayant fait cette campagne ont toujours constaté les effets pernicieux de cette boisson, même prise
avec modération. L'illustre et savant Livingstone dit quelque
part dans ses voyages dans l'intérieur de l'Afrique, qu'il y
avait danger à mettre quelques gouttes de brandy dans
l'eau pour boire pendant le jour.

Il en est tout autrement du café. Tous ceux qui ont fait
de pénibles campagnes en Europe et dans les pays chauds
surtout, en ont affirmé les effets salutaires et fortifiants. On
peut assurer que l'usage constant du café par les troupes
d'Afrique a contribué énormément à la conquête.

Si je me suis étendu sur l'usage des spiritueux, c'est pour détruire l'erreur fatale qui semble encourager le premier pas dans la voie de l'alcoolisme.

———————

D'un rapport adressé à la Chambre des Communes d'Angleterre, il ressort que le chiffre des pauvres est le dixième de celui de la population. Une autre statistique attribue à la classe pauvre le chiffre stupéfiant de 42,7 % sur cent individus arrivés à soixante ans.

Avant la connaissance de ces documents j'avais en idée que la bonne santé était l'apanage de la médiocrité, également éloignée de la richesse et de la pauvreté. La médiocrité, avec son travail assidu, surtout dans les champs, et son alimentation à bon marché, simple par conséquent, conserve bon estomac et bon appétit. Dans ces conditions, elle éprouve dans l'apaisement de la faim, plus de jouissance avec ses mets communs que la richesse avec ses mets choisis, mais ingérés par des estomacs quelque peu affadis, saturés, pour lesquels un plat est rarement réussi : à celui-ci, un quart d'heure de cuisson en plus ou en moins ; à celui-là, le morceau n'a pas été mariné suffisamment ; à l'autre, quel dommage qu'il n'y ait pas quelques truffes par ci, quelques gouttes de citron par là. Il en est de même des boissons fermentées dont la médiocrité s'abstient habituellement.

Un père de famille riche rendrait un grand service à ses enfants en leur apprenant dès l'enfance à aimer les mets simples, le pain, le riz, les pommes de terre donc, le laitage sous toutes ses formes, les œufs, les soupes de légumes, le bœuf, le bouilli, choses dont on se ne fatigue jamais, afin

de conserver leur estomac et d'avoir le plaisir constant de
la table dans toutes les positions où ils pourront se trouver,
ce qui n'empêcherait pas de leur faire éprouver le plaisir de
la haute table de temps en temps et bien mieux encore.

Le professeur Humphry, de l'université de Cambridge,
a fourni une statistique sur 66 centenaires, vivant en Angleterre, qu'il a visités expressément. Il en ressort qu'ils ont
tous un excellent estomac, qu'ils sont sobres dans leur
nourriture, point ou peu de viande, qu'ils sont extraordi-
nairement sobres en boisson ; 15 sur 44 n'ont jamais bu
que de l'eau. Les autres ont bu très peu et très rarement
des boissons alcooliques.

Sur ce chiffre de 66, il y a 43 femmes, dont 13 vieilles
filles. D'après le *Registrar officiel*, il est mort dans l'année
1873, en Angleterre, 89 centenaires dont 79 femmes.

Or, il est certain que pour l'alimentation les femmes sont
beaucoup plus sobres que les hommes.

On doit conclure avec certitude, par les indications qui
précèdent, qu'un grand nombre de personnes sont arrivées
avec cette alimentation à un âge avancé quoique au-dessous
de cent ans.

Une statistique présentée à l'Académie de médecine en
ces temps derniers, établit qu'en France, sur cent individus
parvenus à 70 ans, les plus favorisés sont ceux suivant la
carrière ecclésiastique, 44 %. (Ici, il ne faut pas seulement
penser aux chanoines de cathédrale, mais à la classe si
nombreuse, si active, si pauvre des curés de campagne.)
Puis, viennent les cultivateurs, 42 %, etc., etc. Les médecins sont les plus maltraités, 22 % seulement.

Depuis le commencement du siècle, la vie moyenne a augmenté dans nos pays civilisés. Certes les causes suivantes ont dû y contribuer beaucoup.

1º La cessation de ces épouvantables épidémies ou tout au moins la grande diminution de leurs effets, par les moyens hygiéniques de tous genres et les précautions internationales.

2º Les méthodes de vaccination.

3º La grande facilité des moyens de communication entre peuples a supprimé les famines. Il y a maintenant des espèces d'accaparement, mais en sens inverse. Toutes les grandes villes ont de fortes réserves en céréales tendant à atténuer les effets de mauvaises récoltes locales.

4º L'assainissement des pays, des villes, des campagnes et des habitations.

5º La purification et la distribution des eaux.

6º La construction et l'amélioration de nombreux établissements hospitaliers en tous genres.

7º Les progrès immenses de l'art chirurgical dont l'une des branches importantes, l'art dentaire, n'est pas encore suffisamment comprise en France. Et encore dans l'art chirurgical, quels éléments de succès ne lui fournira-t-elle pas l'association de la médication naturelle qui est l'objet de cette brochure?

8º Enfin la quantité d'effets secondaires salutaires parmi lesquels on peut mettre au premier rang l'abaissement des travaux physiques en tous genres à un niveau raisonnable, les soins de propreté de toutes sortes et les exercices corporels salutaires si variés.

L'augmentation de la longévité me semble tenir plus aux causes précitées qu'à une amélioration réelle de l'ali-

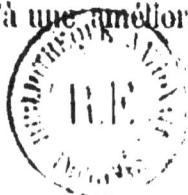

2

mentation. Bien au contraire peut-être; cette alimentation frelatée en partie tend plutôt à faire perdre à la longévité de ce qu'à coup sûr les autres causes accroissent. Aussi pourrait-on admettre que la longévité serait la plus grande possible en unissant l'alimentation de nos pères avec les progrès de la civilisation indiqués plus haut.

Ce qui détériore actuellement la santé de la classe ouvrière et pauvre des villes et ce qui la détériorera bien davantage encore, est l'usage trop fréquent de tant de boissons malsaines et de ces vinaigres épouvantables.... Que de familles, que de pauvres ouvrières font des repas, pendant six mois de l'année, avec une salade très vinaigrée ! Cela coûte si peu, c'est sitôt fait, et cela flatte tant l'estomac déjà en souffrance !

_____

(1) *Qu'on tienne pour certain que l'estomac est un alambic qui distille en grande partie la santé ou les maladies suivant ce qu'on y met.*

Etudier ou plutôt savoir ce qu'on mange, ce qu'on boit, comment c'est mangé, comment c'est digéré, voilà le *point de départ de la médecine naturelle.*

Quand l'alimentation est dévoyée, *l'organisme présente des caractères fâcheux de mille sortes,* suivant le tempérament, la constitution, le genre de travail, le sexe, l'âge, etc., etc., ayant des aspects si différents quoique ayant cependant la même cause et qu'on *guérit tous de la même manière* et non pas d'une manière accidentelle, en revenant à l'alimentation simple, douce, sans excitant d'aucune espèce.

_____

(1) Paragraphe à méditer, à retenir.

Je le répète, les succès si nombreux et pour ainsi dire sans un insuccès véritable, que j'obtiens chaque jour avec tant de sujets pris au hasard, de rencontre, me laissent croire que mon idée est destinée à apporter quelque amélioration dans la santé publique, en y joignant, en outre, les autres parties secondaires de mon formulaire.

L'homme est omnivore : cela ne veut pas dire qu'il est obligé de manger de tout pour conserver la santé, la force et l'intelligence, mais qu'il est organisé pour vivre partout, même avec une alimentation peu variée.

Les considérations précédentes sur l'alimentation étaient nécessaires pour ne pas laisser croire à un dépérissement quelconque aux personnes qui auraient l'intention de conserver la plénitude de leurs facultés physiques et intellectuelles au prix de l'abandon, non continu encore, de la gourmandise, pour une alimentation sobre et frugale, surtout avec la conviction indiscutable que la jouissance de l'apaisement de la faim appartient toujours à ceux qui ont bon estomac et bon appétit.

CONDITIONS FONDAMENTALES

DE LA SANTÉ

—x—

1° Alimentation habituellement (I) douce et légère. Grande sobriété habituelle en boisson surtout fermentée.

2° Travail physique raisonnable et journalier, surtout extérieur, alternant avec un sommeil de nuit réparateur.

3° Soins de propreté.

4° Bonnes conditions d'air et d'eau.

5° Jeu régulier de la transpiration.

6° Satisfaction modérée des désirs de la chair, selon les lois de la nature.

7° Absence de chagrins cuisants prolongés.

Les conditions 1 et 5 étant celles dont l'inobservation amène, de beaucoup, le plus grand nombre de maux et maladies, seront traitées aussi avec beaucoup plus de détails.

PRINCIPE PRIMORDIAL

Toute dérogation habituelle à une de ces conditions amène généralement un mal. La base de la médication de

(I) Il est important de s'attacher au sens des mots *habituel,* *accidentel.*

ce mal consiste à rentrer dans la condition. Donc, dans toute médication d'un mal, il faut de prime abord rechercher avec soin cette condition dont l'inobservation est cause de ce mal, ce qui est généralement assez facile à l'aide du formulaire et des détails donnés plus loin pour chacune des conditions. Cette méthode n'est pas, certes, infaillible, mais elle conduit à des résultats surprenants dans la généralité des cas, car je suis arrivé à guérir sûrement et rapidement presque tous les cas qui me sont tombés sous la main.

Condition 1.

ALIMENTATION

Trois divisions générales :

1° Ce qui constitue la bonne alimentation, l'alimentation patriarcale ;

2° Pour l'ingérer ;

3° Pour la digérer le mieux possible.

1re *Division.*

La bonne alimentation réside dans l'emploi varié des graines habituelles, en première ligne, le blé, le riz, le maïs ;

Des légumes, en tête desquels la pomme de terre ;

Des viandes habituelles, au premier rang, le bœuf, dont l'expression la plus salutaire est le classique pot-au-feu. Ensuite, des viandes grillées ou rôties à l'action directe du feu, mais légèrement, car alors elles sont plus tendres, plus succulentes. (Il y a moins de suc, le meilleur, tombé dans le feu.) L'expression : manger de la viande saignante, dégoûte bien des personnes à l'avance, elle n'est pas juste ; on devrait dire : manger de la viande succulente, quand elle est à l'état dit saignant ;

Du laitage frais dans toutes ses préparations, et formant la base la plus saine d'une bonne alimentation ;

Des poissons, qui offrent maintenant tant de ressources ;

Des bons fruits de toutes sortes, au premier rang le raisin et l'orange;

Enfin, des condiments selon les climats et avec. modération.

Si les viandes apportent leur contingent dans la bonne alimentation, elles ne doivent pas en faire la base, surtout la charcuterie, les viandes noires et le gibier.

Comme boisson habituelle, la bonne eau fraîche est la boisson digestive par excellence, la boisson de tous les êtres de la nature, et, suivant l'harmonie des choses, l'homme ne peut faire exception. L'exemple des centenaires cités plus haut en est une autre preuve pratique, concluante. Le thé, le café, selon les climats; pris comme boisson, en mangeant ou après manger, ils doivent être faibles. Le thé est la boisson du nord, le café du midi.

Dans nos climats tempérés, il serait peut-être bien de prendre le thé en hiver et le café en été.

Pris comme digestifs ou médecine, ils doivent être forts, comme par exemple après un repas copieux ou pour une veillée.

La sobriété en boisson conserve l'estomac et diminue la transpiration. Il est remarquable que les habitants des pays chauds sont très sobres en boisson, et cependant il semblerait que, sous leurs climats ardents, ils éprouveraient davantage le besoin de boire. Sans doute, ils y ressentent plus vivement les dangers de l'intempérance en boisson. Le général Daumas, dans son livre sur l'Algérie, relate que les Arabes buvant plus d'un demi-litre par jour ne peuvent supporter le voyage à travers le désert à Tombouctou.

Tout ce qui sert à la nourriture doit remplir les conditions de fraîcheur, de conservation et de maturité, suivant
le genre. Ainsi, par exemple, ne manger les légumes et les
fruits que bien mûrs. Un poisson devient malsain dans le
laps de temps qui rend un beefsteak meilleur ; il en est de
même de celui-ci par rapport à un faisan, car une viande
a besoin généralement d'être faite (ce qui est bien loin de
vouloir dire sentir mauvais) pour ne pas être coriace et
nuisible à l'estomac, par conséquent.

Ces primeurs hâtives, si chères, ne sont point une
nourriture saine : elles sont la cause de bien des coliques.
C'est quand les légumes et les fruits sont le meilleur marché, toutes autres conditions égales d'ailleurs, qu'ils sont
les plus sains et les meilleurs. Il en est de même des œufs ;
c'est quand ils coûtent 0 fr. 60 la douzaine dans ce pays-
ci qu'ils sont le plus frais, et c'est en hiver à 1 fr. 60
qu'ils ne sont pas frais et qu'on en rencontre souvent de
gâtés : que penser du restant de la douzaine ?

Une bonne ménagère, en tenant compte de tout cela,
ménagera la santé et la bourse de la famille.

La bonne alimentation consiste aussi à faire un usage
accidentel des mets de haut goût et des boissons fermentées : en première ligne le vin, la bière, et plus accidentel
encore des spiritueux : en première ligne les distillations
du raisin, de la canne à sucre, des cerises, de certaines
fleurs, — dans les réjouissances et fêtes, pour exciter aux
joyeux propos, aux chants, aux danses. La bonne humeur,
la gaieté, sont les compagnons fidèles de la bonne santé,
et puis, dans certains cas appropriés, on ne peut nier l'effet

salutaire d'un verre de bon vin, d'un petit verre de rhum ou de cognac dans une tasse de thé ou de café, d'un verre de punch brûlant, de vin chaud, de quelques gouttes d'absinthe dans un verre d'eau par une chaleur accablante, de chartreuse, etc., etc.

ALIMENTATION LÉGÈRE

J'appellerai, dans ma médication, *alimentation légère :*

1° Celle qui a pour base le laitage entremêlé quelquefois de bon chocolat : celui-ci doit se payer cher pour l'avoir bon ; on en met moins, s'il faut, par économie. Le lait frais est la première des nourritures, après vient le chocolat, puis les œufs. Le chocolat est fait avec la substance que Linnée a nommée *theobroma :* nourriture des dieux.

2° Celle qui ne permet que l'usage très modéré des viandes blanches, des bouillons et consommés gras, que les légumes légers et leurs soupes, que certains poissons, que certains fruits, entre autres le raisin bien mûr et l'orange ayant passé l'hiver, les compotes et confitures légères de certains fruits ; que le sel comme condiment et que l'eau modérément pour boisson, le thé et le café pouvant apparaître dans certains cas.

L'eau est le remède par excellence de tous les malades, malades par son éloignement, et ils sont nombreux !

3° Celle qui a pour prescription impérieuse de rejeter tout excitant : comme tout ce qui est imprégné de vinaigre, la charcuterie, les salaisons, les conserves de viandes et de poissons, les épices, les crudités de tous genres, les ragoûts, toute boisson fermentée et même eau gazeuse artificielle.

ALIMENTATION DÉFECTUEUSE

Une alimentation défectueuse est l'alimentation habituellement en dehors des conditions énoncées pour la bonne; mais elle devient d'autant plus défectueuse qu'elle se renferme plus complétement et plus longtemps en opposition à la prescription impérieuse précédente 3°.

Cette dernière alimentation, indépendamment des nombreuses maladies qu'elle détermine, amène aussi généralement la bouche mauvaise, le tartre aux dents, l'haleine mauvaise et l'odeur forte du corps, même avec une constitution saine.

Les vinaigres de commerce sont actuellement fabriqués dans de telles conditions qu'un aliment vinaigré pris souvent est ce qu'il y a de plus malsain.... Quel service immense serait rendu à la santé des femmes surtout, par la suppression de ces poisons!

MÉDICATION
Aussi simple que rapide et radicale.

Laisser de côté les mauvais aliments et toutes boissons autres que l'eau.... Revenir à l'alimentation légère tout simplement.

Cette médication produit des effets tellement rapides et complets sur les enfants qu'ils sont d'une évidence à crever les yeux.... Mais comment? vous ajoutez des excitants à cette vigueur, à cette pétulance qu'on a bien de la peine à modérer chez ceux qui sont bien organisés? Il ne peut en sortir que du mal..... et plus ils sont jeunes, plus les organes sont tendres, et plus les mauvais effets se font

sentir, et plus l'organisation est délicate, comme par
exemple les filles par rapport aux garçons, et plus aussi
ces mauvais effets se font sentir. Mais ils sont désastreux
sur les enfants entachés de vice du sang. Peut-être cependant qu'à la longue les excitants apportent un genre, une
apparence de vice du sang qui n'existait pas.

C'est un non-sens de faire manger et boire les enfants dont
les organes sont si délicats, de la même manière que les
parents, dont les organes sont dans toute leur puissance.
C'est ce qui arrive dans nombre de familles. Si le chef ne
commande pas toujours le menu, on en fait à son goût
toutefois, et s'il aime les mets épicés, relevés, les viandes
fortes et la charcuterie piquante, les organes tendres des
petits y sont soumis. Chefs de famille ou de pension, agissez
en conséquence.

Aussi ma médication consistant à supprimer tout simplement les excitants dans l'alimentation : vin, café, vinaigre, poivre, fait merveille; et boutons, feux, croûtes,
dartres, maux d'yeux (avec taies même) disparaissent
comme par enchantement, quand il n'y a pas vice du
sang : en ce cas-ci, c'est pour le moins beaucoup plus
long.

L'effet de cette médication est certain aussi, quoique
moins rapide, chez les grandes personnes. Sa rapidité est
généralement en raison de la vigueur des organes, de l'âge
par conséquent. Logiquement, un mal interne produit
par l'alimentation défectueuse sera guéri ou très adouci
par la même médication. Par exemple : si c'est l'usage
habituel d'un mauvais vin ou du cornichon qui donne mal
à l'estomac, supprimez ce vin ou le cornichon et le mal
sera guéri ou très apaisé. *Interrogez donc avec soin sur*

l'alimentation. Je crois que l'anthrax peut avorter ou être opéré sans danger en se mettant à l'alimentation la plus sévère.

--- ---

Je ne puis résister au désir de citer deux guérisons principales arrivées dans mes premiers essais, il y a un an :

1° Une enfant de quatre ans ayant la figure et les yeux remplis de croûtes énormes. Cela durait depuis dix-huit mois; le médecin y avait perdu son latin en disant que cela passerait tout seul, à ce que me dit la mère; celle-ci était très inquiète. Je passai par hasard, j'avisai, j'interrogeai. Le papa faisait boire souvent un peu de vin pur pour fortifier. Dans quelle erreur profonde sont la plupart des papas à cet égard! Suppression absolue du vin. Au lait surtout en forçant la note; à ce moment-là, raisin bien mûr, le matin, à jeun; dans l'après-midi, à jeun, jus de pruneaux léger, cuits sans vin ni sucre; lotions extrêmement légères d'eau sortant à l'instant de la fontaine, surtout au réveil et avant le lit. L'effet fut aussi rapide que surprenant. Les croûtes tombèrent bien vite. Demandez plutôt à la maman ravie, car l'enfant est jolie et bien gaie maintenant.

2° Une enfant de douze ans entre les mains d'un spécialiste, par crainte de cécité. Je vis le père par hasard; je l'écoutai et je donnai la prescription. Alimentation légère au suprème. Il y avait une chèvre justement. Ce fut la base. Défense absolue d'aller à l'école et de lire. Je n'avais pas vu l'enfant. L'oculiste fut lâché, ce ne fut certes pas ma faute, car je me gardai bien de me mêler de cela. Mais je pensais que mes prescriptions ne pouvaient que favoriser celles de l'homme de l'art. Trois semaines après, je

repassai pour voir l'effet. Ce fut l'enfant qui me répondit
très vivement : Je suis guérie. Depuis j'ai ajouté les lavages-
frictions et les fortes promenades matinales dans la belle
saison. Elle resplendit vraiment de bonne santé. J'ai ajouté
en outre le conseil de ne pas lui faire prendre un métier
fatigant pour les yeux.

Terminons cette division en donnant le conseil suivant
aux personnes allant séjourner aux pays chauds :

Alimentation modérée et conforme aux principes énon-
cés, mais sobriété extrême en boisson. Suppression complète des spiritueux purs. N'user qu'avec une grande
prudence des fruits aqueux. La manière de vivre des indigènes doit être étudiée pour s'y conformer dans les traits
saillants.

2ᵉ *Division.*

Les animaux ont tous l'instinct et les moyens d'ingérer
l'alimentation de la manière la plus convenable en toute
situation. L'homme aussi est naturellement doué à ce sujet.
Mais la civilisation a affaibli, dénaturé cet instinct et ces
moyens. Il est donc nécessaire de l'éclairer à ce sujet.

Examinez un chien malade. Il se met de suite au repos
et à la diète absolue. Son maître lui présente de la nourriture. Il ne prend que par obéissance et encore! Il est un
peu mieux, il ne prend que quelques lampées et ainsi de
suite. On n'observera pas cela dans le traitement des mala-

dies des hommes civilisés, car il y en a bien peu qui se soumettent d'eux-mêmes; avec le commandement du médecin tout au plus.

Posons d'abord le principe absolu suivant : l'estomac ne doit recevoir que des aliments complètement broyés.

On ne saurait trop le répéter, le graver dans la mémoire, afin de chercher les moyens de l'obtenir, car son inobservation habituelle et quelquefois accidentelle conduit toujours à mal.

Je ne crois pas trop m'avancer en disant qu'il est avec l'alimentation défectueuse la cause générale de redoutables accidents.

Il faut joindre au précepte la précaution de prendre le temps convenable pour ingérer, c'est-à-dire ne pas gloutonner. En outre la nourriture profite mieux.

La mastication est mauvaise quand les dents sont mauvaises ou qu'on mange trop vite. Ce dernier défaut est facile à corriger, quand on y est décidé, en se faisant aider par le rappel d'un voisin de table.

Il y a des gens qui ont à peine le temps de manger dans certains commerces ou positions, mais où ils sont libres à partir d'une certaine heure, le soir. Je conseille de faire collation dans la journée, seulement avec des aliments liquides, soupes et viandes broyées, et de réserver le repas du soir pour le plus fort, puisqu'on est libre. Ce moyen m'a fait guérir facilement bien des maux d'estomac dus au défaut précité.

Quand les dents sont mauvaises, il faut les faire soigner, s'en faire poser et ne pas lésiner sur le prix, ou bien s'astreindre à se priver de bien des aliments et même à ne prendre que des liquides, soupes, viandes et légumes cuits, broyés ou hachés menu. Il n'y a pas de milieu, cela ne pardonne pas. Aussi, quand on a mal à une dent, il ne faut pas s'en faire accroire. Il faut courir de suite chez le dentiste. Prise à temps, une dent peut se conserver des années et ne pas nuire aux autres. Les personnes avisées devraient passer une visite dentaire de temps en temps, même sans avoir mal. Avis aux chefs de famille. — *Il faut donc avoir soin des dents dès l'enfance!!!*

Il faut s'abstenir habituellement d'aliments vinaigrés et n'en user qu'avec une extrême modération, car les vinaigres actuels sont de terribles corrosifs des dents et de l'estomac. Leur usage fréquent amène encore, le matin surtout, bouche pâteuse et haleine peu correcte; s'abstenir de sucre en morceaux, bonbons, dragées, surtout ceux de couleur; de fruits non mûrs; de faire des tours de force avec les dents; de casser des objets durs, comme par exemple des noyaux de fruits.

Ne pas boire très frais immédiatement après des mets très chauds; ne pas se servir habituellement d'eaux et poudres dentifrices quelconques, de brosses, cure-dents, ni surtout de pointes en métal. Tout cela enlève à la longue l'émail, les gencives et déchausse les dents. Si on tombe sur une poudre ou une eau dentifrice qui donne à l'instant un brillant inaccoutumé aux dents, qu'on se hâte de la rejeter.

Quand les dents sont saines, elles se nettoient d'elles-mêmes; quelquefois avec un linge trempé dans de l'eau où il y a une goutte de cognac ou mieux encore de phénol Bobœuf; surtout se garder de les faire nettoyer par les trois quarts des dentistes. Cette opération ne doit être faite qu'en cas de nécessité prononcée, pour le tartre qui ne vient presque que quand l'émail et les gencives commencent à s'en aller. Alors elle est longue et délicate, coûte cher et ne doit être faite que par un bon dentiste.

C'est donc surtout en consultant sur la dentition qu'on s'assure de la manière d'ingérer.

3ᵉ *Division.*

Principe essentiel. Avoir les organes de l'estomac libres. Les animaux n'ayant ni corset, ni ceinturon, ni plastron, etc., le remplissent parfaitement. Il n'en est pas de même de l'homme civilisé : que d'obstacles à ce principe essentiel amenés par l'habillement surtout! Quand il sera bien gravé dans la mémoire, on cherchera à s'y conformer le mieux possible dans toute circonstance, comme par exemple, avec un pantalon lourd porté *sans bretelles* et qu'on est obligé de serrer beaucoup à la ceinture.

Je vais seulement parler, à cette occasion, des maux si variés et quelquefois si redoutables pour les femmes, produits par l'usage du corset dans ses exagérations.

DU CORSET

Spécialement écrit pour les jeunes femmes et les jeunes filles.

Avertissons d'abord les jeunes femmes qui ont des enfants, que les exagérations du corset sont plus funestes encore pour elles que pour les jeunes filles, qui ont les organes plus souples.

La moitié des personnes des villes portent le corset trop serré, quoi qu'elles en disent. Écoutez plutôt une femme à laquelle on dit qu'elle est trop serrée ; de suite, elle se pince la taille entre ses deux mains sur les hanches, les coudes en l'air, rentrant la ceinture, et vous dit lestement : Voyez donc, je pourrais me serrer davantage. Ah ! mais il leur faut de rudement bonnes raisons, aux dames, pour les convaincre à ce sujet : eh bien ! je leur en donnerai, des raisons, dont elles se souviendront longtemps, je l'espère !

Le corset ne doit que soutenir ; trop serré, il gêne les fonctions de l'estomac, comprime les intestins. Par suite, mauvaises digestions, insomnies, désirs de salades, cornichons, condiments de tous genres ou sucreries, ce qui aggrave le mal. Oh ! mais s'il n'y avait que la douleur, cela ne serait rien ; elles sont capables de tout, les dames, pour paraître belles, puisqu'elles croient que trois centimètres en moins de tour de taille les avance beaucoup dans ce but.

Mais c'est que tout cela altère la fraîcheur du teint et l'éclat des yeux, carie les dents, pâlit le corail des lèvres, peut toucher à la pureté de l'haleine, flétrit les traits du visage, déforme la taille à la longue, enlève la grâce et la force des mouvements du corps, et à l'esprit de sa gaieté et de sa lucidité, rend acariâtre ou triste et maladif, de sorte qu'au bout du compte, une beauté s'efface chaque jour dans un laps de temps moitié moindre, et que telle beauté, qui devrait être brillante à trente ans, pourra être irrémédiablement passée à vingt-cinq !!! Et il y a chaque jour des souffrances physiques.

Oh ! mais la peinture n'est pas épuisée, loin de là ! Et

les organes voisins de l'estomac, donc ? les maladies de
foie, qui donnent au teint une couleur jaunâtre peu propice aux conquêtes...de cœur, qui rendent intéressante... de
pitié!! Mais ces flancs, comprimés si fortement et si longtemps, qui doivent porter le fruit tant désiré, croyez bien
que c'est une cause d'avortements prématurés ou tout au
moins d'accouchements pénibles, que c'est une cause
d'autres accidents encore dont les tristes noms restent au
bout de ma plume.

J'exagère, dira-t-on? Non, certes, pour celles qui en
meurent, bien connues; mais combien y en a-t-il qui en
meurent sans qu'on sache pourquoi! les autopsies sont
rares. Quel hasard il a fallu pour trouver, dans l'autopsie
d'une femme, deux côtes soudées ensemble sous la pres-
sion forte et continue d'un corset, et quelle existence a
dû passer l'infortunée possesseur de cette rareté !!

Mais ce n'est pas fini encore, passons maintenant à la
partie philosophique.

Il faut se rappeler sans cesse que la vie peut être longue, et qu'un estomac mauvais la rend de plus en plus
pénible sans rémission.

Que d'abandons du ménage pour cette cause en apparence si légère : trois centimètres en moins de tour de
taille ! Que de bons maris, fatigués, à la fin, d'entendre
toujours dire à leurs femmes, malades par cette cause :
Oh! j'ai mal par ci; oh! j'ai mal par là, vont chercher des
distractions ailleurs ! Je ne parle pas des autres maris qui
y trouvent une justification à leurs écarts.

Jeunes filles, ne riez pas. Cela arrive plus souvent qu'on
ne le croit. Vous pouvez risquer plus tard le bonheur de
votre intérieur, de votre vie.

Et pourquoi ? pour plaire à la partie quelque peu enfan-
tine, un peu écervelée de la population, et non point aux
maris et aux hommes de goût qui trouvent cette exagéra-
tion du corset déplorable, et encore vous entendrez maint
jeune homme, ayant fait compliment à une taille fine de
ce genre, dire en tournant le dos : elle est serrée comme
un saucisson.

Qu'on ne croie pas qu'un corset bien fait mette à l'abri,
cela revient au même qu'un autre, car il ne sert qu'à serrer davantage.

Ce sont les maîtres du ménage qui devraient imposer
leur juste volonté, car les mères sont quelquefois aussi
ignorantes et aussi folles que leurs filles à cet égard.

Un dîner d'apparat présente un joli sujet d'étude d'effets
du corset. Les jeunes femmes et les jeunes filles prennent
généralement pour cette circonstance une toute autre
toilette qu'il faudrait pour faire honneur convenablement
aux mets choisis pour cette circonstance. On peut y
remarquer la prudence de l'une à laisser passer sous ses
narines roses un mets odorant sans y toucher, ou tout au
plus pour montrer ses jolis doigts effilés ; les rougeurs
passagères de la voisine, qui n'a pas pu résister à la gourmandise que le corset punit ; une autre, dont l'esprit
délicat, la grâce habituelle est altérée en cherchant à dissi-
muler des soupirs de détresse. Les hommes, eux, tout en
étant très galants et très empressés, ne perdent pas un
coup de fourchette (et ils ont bien raison, puisqu'on est à
table pour bien manger), ne font point attention à ces
détails, ni aux fugues quelquefois nécessaires pour délacer
au plus vite, heureusement encore quand le couteau n'est
pas nécessaire.

Que de fois je me suis retourné sur le passage d'une de ces élégantes corsetées si merveilleusement! J'avais l'air d'un admirateur passionné; hélas! je plaignais, car je pensais alors aux incrustations blanches et rouges du corset sur la peau, si fine et si délicate à la ceinture.

Voyez une belle statue de femme nue.. la nature parfaite dans ses œuvres, celle qui plaît véritablement à tous les hommes. Voyez ces épaules fuyantes, ces lignes moelleuses et attrayantes du corps et du bassin, et comparez ensuite avec ces corps revêtus du corset à la mode qui représente ce corps taillé à angles rectilignes, et souvent avec des épaules carrées... de grenadiers!

Une belle taille, une jolie taille, est certainement une des principales beautés de la femme; mais c'est un don de la nature, comme de beaux yeux, etc. On ne peut en faire accroire à ce sujet, et ce n'est pas en détruisant sa santé et ses autres beautés, qui sont nombreuses, qu'on parviendra à se donner une autre taille que celle dont vous a gratifiée la nature; du reste, trois centimètres en plus ou en moins à la même taille ne peuvent se remarquer, si ce n'est que par la raideur de l'étoffe et du corps, on a voulu se serrer. Ainsi, je le répète, on ne saurait trop le répéter, perdre sa santé ou pour sûr l'altérer, altérer tant d'autres charmes, pour les trois centimètres, invisibles, pour ainsi dire, quelle folie!!

Une taille de guêpe, le rêve des jeunes filles, quelle folie! Mais une femme est une femme, et n'est pas une guêpe.

Je désirerais qu'un fabuliste voulût bien composer une fable intitulée : « La femme qui veut se faire aussi mince qu'une guêpe », pour faire pendant ou plutôt remplacer celle de la grenouille qui veut se faire aussi grosse qu'un bœuf, dont la morale frappe peu l'esprit des enfants. Cette nouvelle fable, peignant vivement les beautés de la jeune fille et les altérations graduelles de ses beautés et de sa santé jusqu'à une catastrophe finale comme jeune mère, par le corset, finirait par une morale analogue, mais autrement accessible aux jeunes imaginations. Cette fable, apprise dans les écoles de filles surtout, aurait certainement une portée inoubliable chez nombre d'entre elles.

CONCLUSION.

La femme cherche à plaire toujours, par sa beauté surtout. C'est une loi invincible de la nature. Femmes, voulez-vous être belles le plus possible et le plus longtemps possible, suivez les conseils d'un ami fidèle.

Étudiez avec soin ces pages écrites pour vous sur le corset, qui, en dépit de passages peu galants, n'ont pour but que votre intérêt véritable.

Tenez-vous habituellement à l'alimentation légère en rapport avec vos travaux et votre organisme délicat.

Détachez-vous du goût des vinaigrettes, crudités et condiments de toutes sortes qui sont vos plus terribles ennemis; croyez surtout que l'eau fraîche à l'intérieur et à l'extérieur est la véritable eau de beauté.

Mais, par-dessus tout, redoutez les exagérations du corset !!

Pour terminer cette étude, faite pour la conservation de la beauté de la femme, je donne ici ma manière d'entretenir sa chevelure, un de ses plus beaux ornements, pour lui donner la force et par suite le brillant de nature, le plus beau.

Deux conditions essentielles :

1° Le cuir chevelu doit être sain et propre.

Pour cela ne jamais se servir de peigne fin, qui irrite la peau et arrache les cheveux; en effet, on ferait passer le peigne fin sur le bras, chaque jour, comme on le fait passer sur la tête, qu'on finirait par y déterminer une dartre farineuse. Ne pas se servir habituellement d'huile ou pommade, et se laver la tête deux ou trois fois par an, au printemps et en septembre.

2° Ne pas tourmenter les cheveux.

Se peigner d'abord avec le gros côté du démêloir, puis avec le petit côté, doucement, et en soutenant les cheveux avec la main, pour ne pas tirer sur les racines. Quand les cheveux sont difficiles, oindre le bas avec pommade ou huile, un quart d'heure avant le coup de peigne ; les cheveux, ayant eu le temps de s'imprégner se peignent facilement. De plus, le peigne, à chaque coup, se charge d'assez de gras pour oindre la partie supérieure de la chevelure sans graisser la peau de la tête, ce qu'il faut éviter pour ne pas gêner le jeu des pores.

Pour la coiffure d'apparat, faire des frisons avec des papillotes ou délicatement avec des fers peu chauds.

L'arrangement d'une chevelure terminé doit être légèrement lâche, pour ne pas tirer les cheveux.

On doit éviter de mettre longtemps sur la tête des objets qui la chauffent fortement et empêchent l'air de circuler dans les cheveux.

RÉSUMÉ SUR L'ALIMENTATION, qu'on ne saurait trop répéter et que je voudrais voir *gravé en caractères de feu dans la mémoire de tous.*

1° L'alimentation joue un rôle si considérable dans presque tous les maux et maladies, qu'en revenant à une alimentation légère, on peut en guérir beaucoup par cela même ou tout au moins en diminuer l'intensité et les préparer favorablement à la médication spéciale.

2° C'est l'estomac en bon état qui donne la force et la vigueur aux autres parties du corps (fable des « Membres et de l'estomac »). C'est la place d'armes du corps. Donc toute médication d'un mal quelconque doit commencer par la mise en bon état de l'estomac ou la mener de pair avec le traitement du mal.

A notre époque, les maux d'estomac sont très communs, surtout chez les femmes. Il faut se rendre très familier leur traitement, ce qui est très facile et très rapide d'après les indications déjà données et celles qui suivent.

TRAITEMENTS

Dans tous les traitements, il ne faut pas perdre de vue l'observation rigoureuse des autres conditions; 4 et 6 particulièrement (aération, continence).

Maux d'estomac.

Mettre de suite à l'alimentation légère en rectifiant ce qui est contraire aux principes pour bien ingérer et digérer. Il sera même quelquefois nécessaire pour bien ingérer, de suivre les prescriptions indiquées ci-après dans la gastrite. Quand le mal est guéri, s'en tenir à la bonne alimentation.

Les lavages-frictions et exercices, condition 2, ont toujours un effet très salutaire dans le traitement.

Si le mal ne guérit pas bien, c'est qu'il y a en outre inobservation d'une autre condition fondamentale. Il est facile de la trouver et d'y remédier.

On emploie souvent les eaux gazeuses et minérales dans les maladies de l'estomac. Certes bien appropriées et naturelles, elles favorisent la médication, mais on doit s'en détacher au fur et à mesure de la remise de l'estomac..... Quant aux eaux gazeuses artificielles, on doit les considérer comme excitant et les laisser aux bons estomacs comme agrément.

Gastrites.

1° Genre de nourriture.

Elle est d'abord ce qu'il y a de plus léger et peut conduire, au début, à la suppression de tout autre aliment que le lait frais et le bouillon dégraissé (1).

Comme le lait est l'aliment par excellence, surtout dans les maladies des voies digestives, il importe beaucoup d'y faire le malade qui en a le dégoût, en débutant par un verre à bordeaux et en augmentant successivement suivant les désirs de l'estomac : quinze jours suffisent pour le décider à prendre un bol avec plaisir.

Il faut reconnaître les aliments sains et légers qui plaisent à l'estomac et s'y tenir habituellement.

(1) Le sel étant indispensable à l'homme, on doit en mettre dans le lait donné aux malades voués à ce seul aliment.

Les fruits sont presque toujours interdits, excepté le raisin bien mûr à pellicules pas trop épaisses pour les avaler. C'est un excellent médicament de la gastrite surtout pris à jeun. L'orange bien mûre est salutaire.

2° Ce qu'on doit boire.

Rien que de l'eau fraîche, très peu et à la fin du repas. Cette condition bien remplie favorise la guérison. Entre les repas, ne boire qu'un peu de jus de pruneaux cuits sans vin ni sucre et léger, et cela de temps à autre seulement. On mange les pruneaux comme dessert. Si on a bien soif, boire de ce jus allongé d'eau. Ce jus adoucit singulièrement les organes échauffés des voies digestives. Dans les marches et courses on peut se désaltérer avec du lait ou de ce jus emporté dans un flacon.

3° Manière d'ingérer.

Elle joue un rôle important dans le traitement : pas de guérison ou très difficile, si elle n'est pas bien remplie.

D'abord, mastication parfaite.... Ne prendre l'aliment que quand l'estomac le désire.... De là prescriptions ultérieures pour amener l'appétit. — Ingérer lentement par lampées ou petites bouchées seulement. — Ne pas prendre autant que l'estomac le désire. Repos ou mouvement lent après la collation, au moins pendant une heure sans lire avec attention.

Cette manière d'ingérer est si importante que le malade devrait l'écrire sur une tablette qu'il pendrait au goulot de la carafe sur la table et s'y conformer toujours, même quelque temps après guérison complète, ou tout au moins s'y faire rappeler par son entourage.

Il faut aussi veiller au principe essentiel de la digestion.

4° Prescriptions pour fortifier les voies digestives et amener l'appétit et le sommeil.

Lavages-frictions et exercices (conditions 3 et 2) des parties supérieures du corps surtout. Tout cela à jeun le matin ou une heure et demie après manger; le soir avant le lit. Prendre l'air le plus souvent possible et bien établir l'aération nocturne de la chambre à coucher.

Dans la belle saison surtout, faire des marches progressivement rapides dans la matinée, à jeun. C'est ici surtout qu'au retour il ne faut pas satisfaire entièrement l'appétit qui revient plus vivement après ce genre de promenade.

Donc la marche rapide le plus souvent possible est recommandée et la natation prolongée plus encore. Ne pas fumer, ne pas parler longtemps avec chaleur.

Maladies de foie et de cœur.

Même traitement que pour la gastrite.

L'alimentation est très légère encore, quoique moins rigoureuse. Les exercices sont plus mesurés et plus circonspects, mais très prudents dans les maladies de cœur afin de dégager extrêmement lentement les obstructions de cet organe. (Voir le dégagement des obstructions à condition 2.)

Constipation.

Alimentation légère. Lavages-frictions, exercices légers. Boire du jus de pruneaux léger, etc., à jeun, et pendant la nuit, si on se réveille. En cas de lenteur dans le résultat, prendre de temps à autre, avant de se coucher, un lavement d'eau fraîche avec quatre gouttes de phénol pour un demi-litre qu'on retient pendant dix minutes à un quart d'heure. Conserver l'alimentation légère pendant longtemps après guérison, si l'affection est ancienne ou si on y est sujet, afin de bien raffermir les organes.

Incontinence d'urine.

On peut la guérir facilement sur un enfant d'au moins trois ans. Bonne alimentation sans excitant. Lavages d'eau fraîche rapides, suivis de frictions légères, de l'estomac au bas du ventre, avant le coucher; *idem,* avant la collation du matin. Quelques marches rapides, surtout le matin avant collation, même s'il faut traîner l'enfant par la main, sans craindre de le fatiguer un peu.

Ces prescriptions fortifient énormément les organes des voies urinaires qui sont mous.

Les personnes ayant eu des maladies de ces organes peuvent observer avec quelle facilité relative, quel bien-être même, elles épanchent de l'eau pendant ou après une marche rapide de quelque durée.

Donc avis à ces personnes de faire les prescriptions indiquées pour les enfants en y combinant des boissons ou fruits appropriés d'après l'indication du médecin.

Mais l'usage du lait sera presque toujours suffisant pour cela.

Diarrhée et dyssenterie.

Le traitement suivant est généralement suffisant; en tous cas, il ne peut que bien préparer au traitement spécial. Diète absolue pendant 24 heures pendant lesquelles on mange des pruneaux cuits sans vin ni sucre; on en boit le jus copieux et peu concentré. Tout cela se prend peu à peu dans la journée. On en fait même provision sur la table de nuit, pour s'en servir chaque fois qu'on se réveille. Ne pas faire d'efforts dans les selles, mais bien au contraire.

Recommencer l'alimentation légère petit à petit, par du riz, de la semoule au lait... épais. Des œufs frais bien cuits, du pain avec des raisins secs ou dattes. Pour boisson, toujours le jus de pruneaux étendu d'eau.

La cure peut s'obtenir, au temps des raisins, en en mangeant beaucoup de bien mûrs, avec les pellicules.

Voir un autre moyen à l'article *Phénol*.

Le traitement de la dyssenterie est le même, mais avec un soin plus long et plus sévère.

Si ces moyens ne sont pas plus infaillibles que les moyens pharmaceutiques, ils coûtent moins cher et la guérison est toujours certaine par l'alimentation légère continue.

Varices.

Elles sont causées généralement par la gène habituelle et de longue durée de la circulation du sang, dans les fatigues des jambes. Pour les hommes, par les guêtres et bottines trop serrées au collet; pour les femmes, par les bottines serrées au collet et surtout par les jarretières portées au-dessous du genou et serrées pour tenir les bas bien tendus.

Pour faire disparaître des varices naissantes, sans plaie, il suffit de porter ces attaches plus lâches, de prendre l'alimentation légère, de faire chaque jour des lavages-frictions aux jambes, délicatement, et de marcher modérément pendant quelque temps, jusqu'à disparition du mal.

Mais quand les varices sont anciennes et sans plaie, la marche doit être délicatement progressive et *en rapport avec le degré de force* acquise chaque jour par la jambe.

S'il y a plaie. Mêmes prescriptions, et plus rigoureuses encore. Suppression absolue de tout excitant, même de café. Il est même bon de prendre un verre de tisane rafraîchissante, de houblon, par exemple; froide si on veut, dans l'après-midi, et un avant le repos de la nuit. Éviter le plus possible de fatiguer la jambe malade : à cet effet, l'étendre sur une chaise à tous les moments libres. Se mettre sur le lit est encore mieux.

On ferme facilement la plaie avec l'huile phénolée. (Voir à l'article *Phénol* pour les plaies.) Matin et soir.

Si on porte des bandages variqueux, on évite de les salir, en mettant sur la plaie huilée de petites compresses de papier de soie. (Voir à l'article *Phénol.*)

Dès que la fermeture de la plaie est bien consolidée, on en vient aux lavages-frictions extrêmement délicats, suivis de marches ou flexions de jambes très délicatement progressives aussi, très modérées. On s'en tient à l'alimentation légère jusqu'à la consolidation parfaite de la guérison.

Langueur, dépérissement.

Mettre progressivement à la bonne alimentation, agrémentée peu à peu d'excitants de bon aloi. Lavages-frictions énergiques, marches fatigantes, exercices réitérés en plein air, — à défaut complet, en chambre, — bains de mer, de rivière, natation, suivis de marche.

C'est une médication puissante, qui assure la vigueur des organes, excite l'appétit, et par ainsi donne les bonnes

digestions, les sommeils réparateurs, bases véritables de
la vie active.

Pendant ce temps, s'attacher à détruire la cause physique ou morale du mal. Rechercher les distractions
joyeuses et saines. Le tabac peut être interdit, comme les
lectures attentives et les longues conversations.

Maux d'yeux.

Les yeux sont des organes qu'une alimentation défectueuse atteint souvent, surtout si d'autres causes s'y
joignent, comme, par exemple, être de jour ou de nuit
dans un air vicié, travail ou occupation nécessitant une
attention des yeux longue et habituelle, inobservation de
la condition 6. Le traitement suivant m'a donné des résultats aussi rapides qu'extraordinaires.

Alimentation très légère ayant le lait pour base, si possible. Supprimer en même temps l'autre cause défectueuse, s'il y a lieu. Défense de se frotter les yeux, de lire
longtemps, en un mot, se fatiguer les yeux le moins possible, surtout à la lumière ou à un jour très faible. Si
l'affection est sérieuse, prendre un verre de tisane rafraîchissante, froide si on veut, dans l'après-midi, et un autre
avant le repos de la nuit.

Une amélioration notable ne se fait pas attendre. C'est
alors seulement, afin de ne pas être dupe d'un effet produit par un médicament externe, qu'il faut se servir d'eau
phénolée de la manière suivante :

Deux gouttes de phénol Bobœuf, *j'insiste, deux gouttes,*
dans un demi-verre d'eau froide; imbiber les yeux, sans
frotter, bien entendu, de cette eau, toujours remuée avant,

le soir avant de se coucher, le matin après le lavage de la figure et dans la journée quand les yeux démangent. Ne pas s'essuyer après. On se sert d'une petite cuiller pour cela, après quoi on jette le restant de l'eau, afin de tenir toujours propre le liquide du verre.

Quand le mal a été sérieux et est arrivé à un enfant, je donne le conseil suivant : si plus tard le mal d'yeux revient de temps en temps, bien réfléchir avant de lui faire prendre un métier ou une carrière où la vue n'est pas ménagée.

Par cette simple médication j'ai obtenu des résultats aussi nombreux que remarquables.

EXEMPLES :

1º Femme de 78 ans. Paupières enflammées depuis plusieurs années, légères croûtes permanentes au bord inférieur de l'œil gauche. Guérie en un mois.

2º Fille de 10 ans. Paupières tuméfiées, matière collant les yeux au réveil et exigeant une heure de lavage doux pour les faire ouvrir. Une taie sur l'œil.

J'ai joint à la médication alimentaire l'aération de la chambre pendant la nuit, grand air pendant le jour. Soins de propreté alors négligés.

Médication commencée le 10 juin. Eau phénolée employée du 20 juillet. Complète guérison avec taie disparue, constatée le 5 août... Conseil de ne pas faire aller à l'école cet hiver.

3º Fille de 15 ans, voisine de l'autre. Maux d'yeux, boutons à l'oreille et à la tempe gauches. Abcès ou clous au cou vidés par les coups de lancette d'un docteur, qui sont encore frais. Enfin une tête dans un triste état.

Traitement commencé le 20 juillet. Tout a disparu le
5 août; la fille m'est présentée frisée pour aller danser.
Le 5 août, eau phénolée prescrite pour enlever les traces
du scalpel le mieux possible. Par la continuation du
régime, je remettrai à neuf cette nature, délabrée par
l'usage habituel du vin, café, vinaigre et crudités, qui la
faisait passer, depuis des années, comme entachée de
vice du sang.

Oh! pour être plus belles, pour redevenir belles, femmes
et filles suivent aveuglément tous mes conseils, et elles ont
raison, car je les mets dans les voies de la santé.

Je répète encore que, dans ces différents traitements, il
ne faut pas oublier les autres conditions.

Diabète, eczémas.

Je n'ai rencontré qu'un diabète. Mal sérieux, sujet
vigoureux mais inquiet et quelque peu affaissé. Conseillé le
28 juillet, alimentation légère, lavages-frictions vigoureux,
avec marches et exercices le plus possible. Le 18 août, le
sujet m'ayant avoué qu'il se trouvait parfaitement bien et
qu'il entrevoyait une guérison sûre à bref délai, je ne l'ai
plus revu.

Deux eczémas seulement :

Le premier, très sérieux, avait été guéri par un médecin,
mais était revenu aussi fort. Arrivé à ce moment, je conseillai : alimentation très légère, marches au grand air le
plus possible et lavages-frictions. Le mal a disparu depuis
longtemps et n'a plus reparu, le sujet s'en tenant maintenant au régime léger habituel.

Le deuxième, moins sérieux, conseillé par moi, mais

traité en même temps par le pharmacien. Le sujet pense que je lui ai fait du bien. Je le crois aussi, mais je crois, en plus, que la guérison ne sera durable qu'avec l'alimentation légère prolongée.

Je n'ai pas pu expérimenter le traitement externe par l'eau ou l'huile phénolée.

Condition 2.

TRAVAIL PHYSIQUE

Le mouvement, c'est la vie !

Les bûcherons, les montagnards, les agriculteurs, les militaires, remplissent le mieux cette condition. Au contraire, les gens de bureau et d'étude ne la remplissent pas.

Voici quelques conseils à ces derniers pour y remédier le plus possible.

Profiter de tous les moments libres pour faire des courses à pied, en ville, dans la campagne, en montagne surtout. Faire de la gymnastique, des armes, de la natation prolongée. Tous ces exercices doivent se faire de manière à haleter un peu, au moins, car il faut bien se mettre en idée que 5 kilomètres 1/2 à 6 kilomètres 300 faits en une heure sont plus salutaires que 8 faits en deux heures.

En outre ou à défaut, il est facile de faire de la gymnastique de chambre, 20, 30, jusqu'à 100 flexions de jambes, de suite, suivant la force et l'entraînement.... Prendre une chaise pas trop légère, la saisir par les pieds du côté opposé au dos, le siège à hauteur des yeux et la maintenir en équilibre en allongeant et en raccourcissant les bras alternativement, 30, 50 à 150 fois de suite. Un bon exercice aussi après lavage des pieds.... Étant bien assis sur une chaise solide, allonger les jambes nues et les ramener en ployant les genoux de manière à poser les

talons sur le rebord de la chaise à l'aide des mains pour
soutenir, allonger de nouveau, puis reployer alternativement 20, 30, 60 fois de suite.

Qui ne comprend que ces exercices exécutés surtout
après les lavages-frictions, condition 3, entretiennent admi-
rablement le jeu complet des veines, artères, muscles, de
toute la machine enfin qui se rouillerait par ci, par là?
Tentons une comparaison.

Des canaux où l'eau coule lentement s'obstruent facilement : cela n'arrive pas dans ceux où l'eau coule rapidement. Il en est de même des veines et des artères. Les
exercices corporels fréquents font couler le sang avec
vigueur, empêchent la formation des obstructions et font
passer celles que le défaut d'exercice et les refroidissements
par exemple, y ont formées. On peut affirmer que les exercices des bras, des jambes, non-seulement assurent la circulation normale du sang dans les veines et artères de ces
membres ainsi que le jeu régulier des muscles, nerfs, dans
leurs gaines, mais font passer aussi les obstructions dans
le torse, l'estomac, celles du foie et du cœur. Ces exercices faits avec prudence, progression et ténacité, après les
lavages-frictions, apportent un secours puissant dans le
traitement des maladies de ces organes.

J'en ai obtenu des résultats considérables dans nombre
de cas.

Quand les exercices sont faits en air pur et frais, ils sont
doublement salutaires. Ouvrir la porte ou la fenêtre de la
chambre s'il le faut.

Ils sont applicables à tout âge, à toute position et aux
femmes dans les limites de leur sexe. Ils sont commodes
et économiques de temps et d'argent.

Les travaux sédentaires, de bureau surtout, amènent bien des maladies. En première ligne, il faut compter les *coups de sang*. Avec l'alimentation légère habituelle et les conseils qui précèdent, on se mettra à l'abri, d'une manière à peu près certaine, de ce redoutable accident et *à fortiori* de beaucoup d'autres moindres.

Les travaux de bureau amènent aussi des *hémorroïdes*, qu'on fait disparaître facilement, mais peu à peu et pour toujours, en revenant à l'alimentation légère sans excitant habituel, aux exercices indiqués, sauf l'équitation, et en s'astreignant aux soins de propreté suivants : se laver toujours après une selle avec de l'eau fraîche et après marche et promenade longue en été, tendant à tenir l'organe toujours en propreté extrême. On pourra, pour activer la guérison, mettre de temps à autre dans l'eau fraîche une goutte de phénol dans un litre d'eau, par exemple ; je dis une goutte, en insistant, afin qu'on ne soit pas assez mal avisé pour en mettre davantage et risquer d'arrêter le mal trop vite, ce qui pourrait avoir des suites fâcheuses. Pour le traitement d'hémorroïdes d'une certaine nature, les prescriptions ci-dessus ne peuvent que favoriser et assurer la guérison essayée par une médication spéciale.

Rhumatismes.

Les lavages de chambre à l'eau froide, avec frictions plus vigoureuses, suivies d'exercices de chambre plus longs et plus tenaces par rapport au degré de force et d'ancienneté du mal, aux bras pour les bras, aux reins et aux jambes pour les rhumatismes et lumbagos dans ces parties sont un remède suffisant en général. Se faire laver et frictionner le dos complétera le traitement supérieur. Les marches longues, fatigantes, persistantes, sont un excellent remède.

Que de fois je me suis guéri de douleurs subites de reins, de jambes, dans mon lit : étendu sur le dos et m'appuyant sur les coudes et les talons, je gymnastiquais le mal pendant un quart d'heure en me raidissant contre la douleur. C'était toujours très efficace.

Il est impossible de ne pas dire ici quelques mots sur le travail des classes imposé de si bonne heure aux enfants et surchauffé outre mesure. En tout, il doit y avoir modération, surtout quand il s'agit non-seulement de la santé, mais de la croissance et de la solidité de tous les organes et quelquefois de la vie même. Je répète, de la vie même!

Qui pourrait donc affirmer qu'en dehors de ces morts prématurées ayant le caractère bien constaté d'un dépérissement par l'étude, le surchauffement de travail de tête n'a pas contribué à des fièvres de tous genres, la cérébrale par exemple? Les maladies, les contagions se jettent plutôt sur les sujets qui y sont préparés.

J'aimerais mieux que mon enfant ne sût que les principes élémentaires de grammaire et de calcul, si le reste devait être acquis aux dépens de ses organes et surtout de sa vue, en ne l'envoyant à l'école que tardivement pour laisser son organisme bien s'établir; encore est-il bien prouvé que finalement il n'en saurait pas autant que les autres?

Cela dépend évidemment du point de vue des parents; mais qu'ils agissent au moins avec la connaissance du point de vue défectueux.

Condition 3.

—

SOINS DE PROPRETÉ

—

Soins de propreté du corps, linge de corps et de l'habitation. Les lavages du corps à l'eau froide sont plus salutaires que ceux à l'eau tiède ou chaude. Ils fortifient la constitution d'une manière extraordinaire, ce qui est d'une importance majeure dans la condition 5.

Beaucoup de personnes s'abstiennent souvent de faire des lavages corporels autres que ceux de la figure et des mains parce que le temps manque et qu'en somme un bain public est une perte de temps et une dépense aussi.

Voici un moyen facile, économique, et qui joue un rôle appréciable dans ma médication :

Acheter une éponge ordinaire, ni douce ni rude, qu'on ait bien en main, quoique plus grosse. Avant de se coucher, on se met nu à côté d'une cuvette d'eau froide, on imbibe l'éponge légèrement, de manière à ne pas répandre d'eau par terre. On lave toutes les parties du corps qu'on peut atteindre. On presse l'éponge dans un autre vase, on reprend de l'eau fraîche, et ainsi de suite; puis on s'essuie rapidement avec une serviette, et on achève de sécher et de nettoyer la peau avec la main. Enfin on termine en frottant vigoureusement avec un linge sec. Cette opération dure tout au plus un quart d'heure. On peut encore la raccourcir, en faisant un jour le torse et les bras, un autre jour le bassin et les jambes. Les femmes doivent éviter avec grand soin, aux époques, les lavages à l'eau froide.

J'engage vivement à continuer ces lavages en hiver, même sans feu, avant de se coucher. Je le répète, ils fortifient énormément la constitution, endurcissent contre le froid, rendent les chairs fermes et guérissent les feux, dartres et boutons de la peau, souvent causés par l'emploi de l'eau chaude ou tiède... Celle-ci, au contraire, débilite et rend frileux. — J'appellerai dorénavant ce genre de lavages *lavages-frictions*.

Les lavages-frictions de pieds à l'eau froide les fortifient pour la marche et contre les cors. En hiver, ils sont excellents, avant de se coucher, faits rapidement et le corps couvert, bien entendu. Faits le matin, on se recouche après, pour prendre son café ; c'est délicieux. Que de fois j'ai fait geler un peu l'eau destinée à mon bain ! — Mes pieds avaient à briser la légère surface de glace.

Je conseille aux personnes qui ont du mal à se réchauffer les pieds en se couchant, de les tremper auparavant dans l'eau froide, glacée même, jusqu'au-dessus de la cheville, pendant 5 à 10 secondes, non chaque soir, mais de temps en temps. Se mettre au lit après avoir essuyé le plus gros très rapidement... Une demi-heure après, les pieds sont chauds, brûlants même, et, ce qui surprend alors beaucoup, c'est de sentir les bronches, la gorge et le nez complétement dégagés. On est très bien préparé pour un bon sommeil.

Les personnes auxquelles j'ai conseillé les lavages-frictions en ont pris et conservé l'habitude.

Quand on lave son corps, les effets qui le touchent se salissent moins et durent plus longtemps.

Condition 4.

AIR ET EAU

Ces conditions ont été reconnues si importantes qu'en France (inutile de parler d'autres pays) beaucoup a été fait partout à ce point de vue. Je ne parlerai donc que de l'aération des locaux des petites industries, occupés par trop de personnes pour l'espace, comme, par exemple : des cuisines à plafond bas, buanderies, ateliers où ouvriers et ouvrières sont entassés et exposés pendant de longues heures à respirer un air corrompu, et d'autant plus corrompu que le travail se fait avec des matières malsaines par elles-mêmes... Leur aération s'obtient facilement par une ouverture faite au niveau du plafond. Il y a nombre de moyens de pratiquer cette ouverture, mobile ou fixe, en rapport avec le but, par un ventilateur, un carreau ou autrement. L'air le plus malsain se trouve au plafond ; il fuit par l'ouverture et est remplacé, sans danger de refroidissement, par l'air frais venant du dehors par les jointures des portes et du bas des fenêtres. Ce qui vient d'être dit est applicable aux chambres trop petites habitées par des familles nécessiteuses trop nombreuses, surtout en été. Souvent, un morceau coupé à un carreau supérieur d'une fenêtre suffirait. En hiver, cette petite ouverture, pendant qu'on fait du feu au fourneau, laisserait passer la

fumée accidentelle et la vapeur de la cuisine, habituellement faite dans ces chambres.

Un moyen bien simple d'aérer une chambre dans les
nuits chaudes d'été consiste à ouvrir un des battants d'une
fenêtre, à refermer complétement l'autre et à pousser ensuite le premier contre le second fermé. Cela produira
une fente, du haut en bas, qu'on pourra élargir ou rétrécir
à volonté, en mettant des poids ou objets lourds contre les
battants et formant un tout solide pour empêcher le vent
d'agrandir ou de fermer la fente, pendant qu'on dort.

On peut aussi emboîter les battants l'un dans l'autre,
sans les pousser complétement, ce qui laisse une ouverture centrale en haut et une en bas. On bouche cette dernière avec un linge. L'aération se produit par l'ouverture
du haut ; on maintient les deux battants avec le dos d'une
chaise ou des objets lourds.

Il est clair qu'il ne faut pas qu'il y ait une ouverture
ailleurs qui constituerait alors un courant d'air pernicieux,
à moins que cette ouverture ne soit petite et n'occasionne
avec la fenêtre ouverte qu'un très léger courant qui ne
serait alors que salutaire, surtout si le lit est dans un coin,
en dehors du courant.

Je me suis étendu sur ces moyens parce qu'ils sont très
pratiques dans un nombre illimité de cas.

On respire pendant la nuit comme pendant le jour ; le
bon air est donc aussi nécessaire dans les chambres à coucher ; mais il est d'autant plus nécessaire que les positions
et occupations de la journée imposent l'obligation de la
passer dans de l'air vicié : comme dans les distilleries, les

teintureries, les fabriques et industries où on emploie certains produits chimiques, les remuements de certaines terres, marécageuses par exemple.

J'engage donc les personnes charitables qui visitent les ouvriers et malades pauvres à méditer les moyens d'aération cités plus haut et à les appliquer le mieux possible dans leurs visites.

EXEMPLES :

1º Une dame veuve tenant un établissement de buanderie était atteinte de violents maux d'estomac, depuis longtemps. Ayant eu l'occasion de lui parler, par hasard, je la trouvai fort inquiète et s'abandonnant au chagrin, dans la pensée de laisser orphelines ses deux enfants. Je l'interrogeai : elle remplissait les bonnes conditions de mon formulaire dans sa manière de vivre. Mais à celle de l'aération je découvris qu'elle passait la majeure partie de son temps de travail dans un local sans aucune aération, occupée à échanger du linge mouillé, quelquefois chaud et exhalant de la vapeur imprégnée des substances malsaines employées au blanchissage. Le médecin ne pouvait se douter de ce détail. La médication n'y était pas appropriée; au contraire. Je donnai les conseils nécessaires qu'elle suivit et se rétablit promptement. Depuis lors elle jouit d'une excellente santé.

2º Je fus conduit un jour chez un cordonnier pour donner des conseils hygiéniques. La chambre servait d'atelier, de chambre à coucher et même de cuisine. Après lui avoir montré la ventilation de nuit, je lui conseillai de placer en dehors de la fenêtre pour la nuit, aussitôt après le travail du soir, les ingrédients de son métier ayant mauvaise odeur, tels que poix, colle, cirage et de rouler en paquet le plus gros et le plus malsain de ses cuirs pour le placer aussi en dehors de sa chambre à coucher.

Il devrait en être de même dans un monde tout différent où les pommades, eaux et huiles, savons de toilette vicient l'air des chambres à coucher et sont très nuisibles, en cas de maladie surtout.

Enlever les fleurs à odeur de la chambre à coucher pour la nuit, c'est très bien, mais pas suffisant. Les meubles et les effets en restent encore imprégnés longtemps après. Il sera salutaire de bien aérer la chambre après l'enlèvement des fleurs.

Condition 5.

JEU RÉGULIER DE LA TRANSPIRATION

L'homme transpire toujours, plus ou moins. Quand il transpire plus qu'à l'état normal, il est une loi inexorable à observer pour éviter un mal possible, c'est de *revenir à l'état normal par degrés insensibles*. Il en est de même si une cause interne ou externe l'expose à passer de l'état normal à une transpiration moindre. Plus la transpiration est forte, plus l'observation de la loi est impérieuse.

Posons ce principe : qu'une transpiration plus ou moins forte, arrêtée plus ou moins complètement, peut causer, depuis le simple rhume de cerveau, bronchites ordinaires, appelées rhumes.... jusqu'à la congestion foudroyante!.... depuis les simples douleurs rhumatismales jusqu'aux rhumatismes articulaires, musculaires.

J'engage donc à bien se mettre en tête ce principe dont l'oubli entraîne à bien des maux.

Les deux préservatifs par excellence sont la force de la constitution et la grande sobriété en boisson. On fortifie sa constitution en restant à l'air extérieur en tous temps et le plus possible, par les lavages froids en hiver et les bains froids en été. La grande sobriété en boisson diminue énormément la transpiration.

Les deux préservatifs accidentels principaux sont une addition de vêtement et le mouvement prolongé suffisamment.

EXEMPLES LES PLUS COMMUNS ET LES PRÉCAUTIONS :

1° Une femme, après avoir dansé beaucoup dans un bal d'hiver, doit ne plus danser le temps convenable avant de sortir et bien se couvrir, surtout si le froid extérieur est rigoureux, le trajet long en voiture et la voiture mal fermée. Ensuite prendre les précautions ordinaires à la maison.

2° Une personne montant une côte rapide, sur un édifice élevé, peut en arrivant à leur sommet, se trouver en transpiration et en plein courant d'air froid. Elle devra alors se couvrir davantage ou ne pas rester en place avec des mouvements appropriés à la loi.

3° On court pendant un certain temps après une voiture découverte pour y prendre place. On peut alors se trouver en moiteur, en sueur, exposé à un courant d'air froid; de plus le mouvement de course a fait place à l'immobilité, trois causes s'unissant pour déterminer un refroidissement dangereux. Se couvrir et s'ingénier à faire des mouvements de bras, de jambes plus ou moins vifs suivant la situation. Qu'on ne craigne pas de paraître original aux voisins, au premier abord; l'explication qu'on donnera à ce sujet attirera leur approbation.

4° On se trouve dans la rue, à la campagne, par un temps très chaud, où le corps est en grande moiteur : entrer dans un rez-de-chaussée froid et s'y mettre à son aise, en ôtant son habit par exemple; — entrer dans un bois très frais, près d'une source et boire surtout de son eau; — entrer dans une cave, peut conduire à des mécomptes si on ne prend pas les précautions voulues. Les caves.... c'est là que les accidents de transpiration se rencontrent fréquemment avec des suites funestes! N'y entrer jamais en transpiration, même pour quelques minutes, sans être bien couvert. Le mieux est de n'y entrer qu'à l'état calme et qu'on doit y travailler. Même alors, quand on sent que le froid vous gagne un peu, sortir quelques instants pour se retremper.

Après les caves, les rez-de-chaussée humides comme habitation sont la cause de nombreux refroidissements. Il est pour ainsi dire impossible à un certain âge d'y guérir la bronchite chronique.

5° On fait une marche pénible, sur une route poudreuse, sous un soleil ardent; la transpiration est abondante. On rencontre une eau fraîche, glaciale par contraste. Nous voici à un moment extrêmement dangereux. Pour ceux qui peuvent s'abstenir, c'est aussi salutaire qu'admirable... En Italie, en Afrique, en Turquie, je me suis toujours abstenu dans les marches les plus chaudes et les plus fatigantes... Affaire d'habitude qu'on prend assez facilement comme les indigènes et qui vous évite bien des souffrances et des maladies.

Un jour, à l'expédition de Rome, en 1849, dans une marche où le soleil nous rôtissait, le régiment passait près de la fontaine d'une ferme. Un jeune sergent de ma compagnie y fut placé pour empêcher les hommes de boire. Il commença par s'administrer lui-même deux ou trois gobelets de l'eau glaciale de cette fontaine, sans doute pour exécuter sa consigne avec moins de faiblesse. Une demi-heure après, il était mort, foudroyé. Son visage était noir; tous allaient le voir. C'était un joli garçon! C'est à lui sans doute que j'ai dû ma grande sobriété, dont je ne me suis jamais départi dans les plus grandes chaleurs et fatigues.

Ceux qui ne peuvent s'abstenir devraient se contenter du moyen naturel : *boire avec le creux de la main*. Cela conduit à boire très modérément d'abord, et à ne prendre qu'un rafraîchissement au lieu d'un refroidissement... et qu'on ne croie pas qu'en buvant largement et en se remettant en route de suite, on n'attrapera rien ; c'est une croyance fausse et dangereuse... On peut attraper tout de même ; moins, il est vrai, et surtout si la transpiration se rétablit quelque peu. Nécessairement la constitution, le tempérament permettent aux uns de faire sans danger ce que ne peuvent faire les autres. Ainsi, une paysanne pourra boire impunément ce qui tuerait une dame, mais qu'on ne s'y trompe pas, il y a bien des paysans qui sont pincés.

Il est à remarquer que presque tous les animaux, sauf les ruminants, boivent modérément et par petites reprises, les uns avec le bec, les autres avec la langue, et que l'homme primitif est organisé pour boire de cette manière, avec le creux de sa main le plus commodément, et qu'ainsi un enfant se désaltère sans danger par ce moyen, avec le petit creux de sa petite main, en rapport avec son petit estomac... et qu'ainsi il est dangereux de donner des verres ordinaires aux enfants en leur recommandant de n'en boire que le tiers, la moitié. Une bouche très altérée, collée à un verre d'eau fraîche, oublie tout.

C'est ici qu'un père devrait répéter à son enfant que, quand il a bien chaud, il ne doit boire tout au plus qu'avec le creux de sa main, à la fontaine ou dans le seau ; lui donner une fameuse récompense, digne de mémoire, s'il venait lui dire un jour : « Papa, nous courions tant que nous étions tous en sueur ; les autres ont bu à la fontaine

avec des verres ou au goulot du broc : moi, je ne l'ai pas
fait, car tu me l'as défendu, puisque cela peut faire du
mal. Je n'ai pris qu'un peu d'eau avec le creux de ma
main, comme tu m'as dit. »

Pourquoi les élèves d'une pension en promenade par
une forte chaleur, arrivés près d'une fontaine, le directeur
de la promenade ne promettrait-il pas, par exemple :
deux jours de sortie à ceux qui ne boiraient pas, et un
jour à ceux qui ne boiraient qu'avec la main? Ce moyen
assez simple, renouvelé plusieurs fois, graverait bien dans
la mémoire le principe énoncé.

6º La chasse est remplie de ces alternatives bien pro-
noncées de chaud et de froid. Par exemple, vous courez,
suivant les chiens, vous arrivez haletants et en sueur au
coin d'un bois, d'une lisière ; un vent froid y souffle, et
c'est là peut-être que les péripéties de la chasse vont vous
fixer d'une manière tenace (n'est-ce pas, chasseurs enragés,
que vous me comprenez?) pendant le temps que mettra
le gibier à paraître... mais aussi le temps d'attraper une
bonne fluxion de poitrine. C'est à ce moment qu'il faut
se dire : « Allons-nous-en de là, plutôt revenir bredouille. »

. Le plus grand nombre de fluxions de poitrine arrivent
de quarante-cinq à soixante ans, sans doute parce que la
force de la constitution n'est plus en rapport avec l'ardeur
toujours puissante et la force physique.

Donc, jeunes gens de quarante-cinq à soixante ans, prenez garde à vous.

7º On arrive en transpiration, près de la mer, d'une
rivière, pour s'y baigner... Se promener le temps voulu,
suivant le degré de transpiration, le froid de l'eau : se
déshabiller lentement, pièce par pièce, mais le torse en

dernier lieu. Les nageurs ont un avantage parce qu'ils continuent dans l'eau les mouvements préservateurs.

En sortant de l'eau, les précautions sont moins nécessaires; encore faut-il les prendre.

Précaution très importante. Entrer au bain moins d'une heure à deux après manger, suivant l'âge et la vigueur de l'estomac, peut causer la mort. C'est même ce manque de précaution qui amène le plus grand nombre de noyades.

Un père ne saurait trop le répéter à son enfant, pendant la belle saison, et le lui graver dans la tête d'une manière analogue à 5°. « Papa, je n'ai pas voulu me baigner avec les autres parce que j'avais mangé une brioche une demi-heure avant, et que tu m'as dit que cela peut faire mourir. » Eh bien, le père, en donnant une jolie récompense à son fils, à ce moment-là lui graverait la précaution dans la mémoire pour toujours.

8° Se coucher sur le sol humide, l'herbe et les feuilles vertes, s'asseoir sur des pierres froides, se tenir à l'entrée d'un corridor donnant courant d'air, peut faire attraper du mal d'autant plus grand qu'on est en sueur et qu'on est moins couvert.

Il suffit quelquefois de rester quelques minutes dans une de ces situations ou analogues pour prendre un refroidissement.

TRAITEMENT DES BRONCHITES

Etant au service, j'avais remarqué, au début d'une route par étapes, par un temps froid et sec, qu'aux premiers rassemblements pour le départ de chaque matin, on entendait beaucoup d'hommes tousser, le premier jour surtout, et qu'au bout de quelques étapes, tout avait cessé complètement pour ainsi dire. Cette remarque est restée ineffaçable dans ma mémoire. J'en ai conclu plus tard, pour mon bien, que le mouvement rapide en air pur était peut-être la base de la médication des bronchites en général.

En appliquant cette idée à la médication de la bronchite chronique et en y associant certaines prescriptions et quelques drogueries simples, je crois avoir trouvé le moyen de guérir les bronchites chroniques n'étant pas trop anciennes, sur des sujets ayant encore quelque vigueur, quelque énergie.

Jusqu'à présent j'ai réussi dans ces conditions, mais c'est à essayer sur celles de condition pire, ce qui procurera toujours un grand adoucissement aux souffrances des malades, sinon la guérison.

J'indiquerai seulement le traitement des bronchites chroniques : on y puisera facilement le traitement des autres bronchites.

Il ne peut être question ici que d'une bronchite destinée à résider et à guérir en pays froid. Toutefois, soit dit en passant, je crois qu'une cure en pays chaud ne peut donner de résultat certain qu'autant qu'elle a été faite en hiver et que le sujet ne revient qu'après le retour de la belle saison au pays froid. Je crois aussi que la guérison n'est certaine qu'autant qu'on aura passé l'hiver suivant sans rechute. Ma médication consiste donc à guérir d'abord en hiver, mais aussi à préparer le sujet pendant la belle saison, pour résister dans l'hiver suivant aux assauts certains de cette vilaine maladie qui ne lâche pas sa proie facilement. Pendant longtemps ce sera une lutte incessante entre elle et le sujet. Elle guette toujours : aussi faut-il être toujours attentif, et c'est le manque d'attention qui rend la guérison radicale si difficile à un certain âge et dans l'ignorance de l'importance de cette attention continuelle à laquelle on finit par se plier facilement et pour toujours. Qu'on réfléchisse bien qu'une bronchite chronique mal soignée augmente chaque année pour ainsi dire, que par ainsi il faut s'en débarrasser quand elle n'est pas encore arrivée à un degré inguérissable et qu'on a encore une certaine vigueur physique, autrement on se prépare une mort prématurée, précédée de nuits de plus en plus affreuses.

De là, deux phases générales, traitements d'hiver et d'été.

BRONCHITES CHRONIQUES

Traitement d'hiver.

S'abstenir de fumer, surtout des cigarettes à l'espagnole, de spiritueux, de manger des mets trop épicés, de parler trop longtemps avec animation.

Observation rigoureuse de la condition 5. Si à l'état de bonne santé, il faut y veiller, à plus forte raison faut-il y veiller dans les bronchites en général, mais d'une façon continuelle et méticuleuse dans les chroniques. Pas de guérison certaine sans cette attention, surtout si la bronchite date de plusieurs années et affecte un sujet déjà d'un certain âge, s'il habite un rez-de-chaussée ou une chambre à coucher à une exposition nord. Ainsi donc, quand le sujet est en transpiration, en moiteur, même presque insensible, et se trouve exposé dans un milieu plus froid, il lui faut se garer par le mouvement ou par une addition de vêtement.... Un pardessus, un châle, en rapport avec la saison et employé à propos, est certainement ce qu'il y a de mieux.

Pour bien faire comprendre, prenons un exemple bien commun et auquel on ne fait guère attention. Le sujet est à table, en hiver, dans un local peu ou pas chauffé. Il mange une bonne assiettée de soupe bien chaude qui va le mettre en moiteur : eh bien! s'il n'y prend pas garde en restant à table, au bout d'un quart d'heure à une demi-heure, le froid relatif saisira son corps en moiteur. Il éprouve   une quinte indubitablement. Il en est de même s'il ren   peu en moiteur dans un local analogue, venant de marcher vite au dehors. Il faut, dans ces deux cas, se mouvoir pendant quelque temps ou une addition de vêtement.

L'air froid et pur étant nécessaire, tout feu, surtout de poêle, doit cesser quand on se couche.

Ne se coucher que dans un moment d'accalmie bien prononcée. Les effets de la bronchite se traduisent par une série alternative d'accalmies et de quintes suivies d'expectorations. C'est en diminuant progressivement la fréquence et l'intensité des quintes et par suite l'expectoration, qu'on arrive à la guérison. Il importe beaucoup de s'endormir dans ce moment propice d'où dépend souvent une nuit relativement bonne. Or il est certain que ce sont les mauvaises nuits qui sont le seul obstacle à la guérison.

Pour aider à cette bonne nuit, se mettre entre les dents et les joues un morceau de réglisse gros comme une noisette d'un côté et une pilule de goudron de l'autre, sans y toucher. Ces objets se collent bien vite aux dents. On s'endort avec cela. Ils fondent lentement d'une manière continue et ont pour effet, en adoucissant les organes, de procurer un sommeil plus long sans interruption, ce qui est important.

A cet effet, avoir toujours dans la table de nuit une provision de petits morceaux de réglisse et de pilules. Quand on est couché, c'est sitôt fait d'étendre le bras pour en prendre, ce qui peut quelquefois arrêter un rhume au début. Précaution excellente pour les personnes ayant une bronchite ou qui y sont sujettes.

Quel que soit le moment où pendant la nuit on s'éveille en toussant ou pour tousser, il faut se lever sans hésiter et s'habiller chaudement et rapidement. Il faut donc, en se couchant, préparer effets et lumière en conséquence; on commence par se couvrir les épaules...; puis se donner du mouvement, par exemple simuler une danse, se promener vivement dans les chambres si on a de l'espace ou autour des tables. Cette promenade vive maintient la chaleur du corps et diminue la toux et l'expectoration, surtout en faisant des efforts pour ne pas tousser au lieu de faire le contraire pour expectorer. Peu à peu l'oppression s'apaise, le calme renaît, et quand enfin la crise est bien passée, on se remet au lit. Pendant la crise on prépare une légère infusion : un demi-bol est suffisant pour laver la gorge et

donner de la chaleur à l'estomac. Varier le genre de tisane,
mais s'en tenir habituellement à celle qui paraît la plus
propice. La tisane doit être prise au moment indiqué ; ce
n'est donc pas le malade qui doit l'attendre. On l'apporte
chaude sur la table de nuit avant de se recoucher et quand
l'oppression légère qu'on peut encore éprouver est passée,
on avale plus ou moins vite.

*Choisir ce moment pour y verser le sirop recommandé
ou prendre le sirop en place de tisane.*

Il est bon de s'habituer à se coucher sur le dos : c'est
la position qui facilite le mieux la respiration. On s'y
habitue facilement pour toute la durée du mal. Plus on
s'habituera à rester immobile dans cette position, mieux
cela vaudra, car il n'y a rien d'aussi excitant que de se
remuer sans cesse. Quand on transpire, tant pis ; tâcher
de ne pas bouger, prendre patience, alors cela passera au
mieux.

Il est rare qu'on n'obtienne pas, après l'opération faite
dans les conditions indiquées, un sommeil doux et réparateur, un bien-être inexprimable, en le comparant surtout
aux nuits précédentes, car une crise durant habituellement
deux à trois heures peut être ramenée, *la première nuit,* à
une crise d'une heure avec une expectoration bien moindre.
C'est ici que je recommande *absolument,* en voyant, au
bout de quelques nuits, un mieux aussi sensible qu'inat-
tendu, de ne pas se croire guéri et de ne pas *hésiter* à se
lever, la nuit suivante, quand la crise semble arriver,
quand même on se lèverait inutilement. Qu'on se persuade
bien qu'en restant au lit, une crise peut revenir analogue
à celles d'avant le traitement et causer un recul sensible
dans la guérison.

J'insiste vivement sur ce point, qui est le *criterium* de la guérison, les mauvaises nuits étant l'obstacle à la guérison.

Quel que soit le moment où on prend une infusion ou un sirop, ce ne doit être que dans une accalmie prononcée. Prise dans une quinte, l'infusion l'augmente généralement et est expulsée en partie. Le sirop aussi est expulsé en partie dans une quinte survenant de suite. En outre, l'accalmie prononcée ne se produisant qu'après un bon dégagement des muqueuses par l'expectoration, celles-ci sont plus en contact avec le sirop bienfaisant. On fera bien de prendre chez le pharmacien, en même temps que le sirop, un petit flacon de la contenance environ du dosage du sirop. C'est un excellent moyen pratique d'avoir toujours son sirop à sa disposition pour le moment voulu, soit sous le traversin pour la nuit, soit dans le jour et à la promenade dans le goussel.

Le matin, au lever, s'habiller chaudement et vaquer à quelque affaire pendant une demi-heure, pour laisser passer la moiteur du lit avant de faire ses ablutions ; après celles-ci faire quelquefois de légers exercices de chambre, dans la chambre sans feu ou tout au moins non loin d'une porte ouverte, afin de respirer l'air frais et pur pendant leur durée. Ils sont poussés de manière à faire haleter un peu. Ils amènent généralement une légère expectoration salutaire.

Pendant la journée, prendre les précautions minutieuses contre les variations de froid et de chaud et, si l'on veut, sucer quelques pastilles ou prendre quelque cuiller de sirop.

Éviter de sortir par le froid humide, surtout le soir. Si on y est obligé, éviter de s'arrêter longtemps ou de marcher lentement. Par un temps sec, même froid, une promenade animée à l'air est salutaire ; être bien couvert pour cela.

Toutes ces recommandations pourront paraître ennuyeu-
ses au début, mais qu'on s'y mette avec ténacité et on
en sera bien récompensé agréablement et rapidement.

On doit s'apercevoir que le principe de la médication,
basé sur le mouvement en air pur et frais, joue toujours
le principal rôle dans ce traitement.

Traitement de la belle saison.

Pour achever la guérison ou pour fortifier les bronches,
dont la sensibilité reste grande longtemps après la maladie :

*Continuer ce qui a été indiqué pour les nuits d'hiver. Se
lever de bonne heure, surtout avant la crise du matin et
faire une marche progressivement rapide* qui diminuera et
arrêtera la toux et l'expectoration. Si, au début de la sortie,
on a de l'oppression, s'arrêter pour souffler; mais, cou-
rage et patience, s'avancer; s'arrêter encore et ainsi de
suite; peu à peu les organes se dégagent, de sorte qu'on
finit, ô surprise! par faire avec plaisir et facilité, une,
deux, trois heures de marche rapide, après laquelle on se
trouve bien plus fort, plus dispos le restant de la journée,
quand au début on aurait cru ne pouvoir faire un kilo-
mètre et on serait rentré au lit, ce qui ne guérit pas le
mal. J'ai vu un sujet de quarante ans atteint d'une terrible
bronchite, ne croyant pas pouvoir mettre un pied devant
l'autre et restant au lit ou dans le fauteuil, faire des
marches de 15 à 20 kilomètres de suite, au bout d'un
mois, par entraînement, et rentrer sans être fatigué, à son
extrême surprise.

Ne pas oublier le vêtement d'addition sur le dos ou sur
le bras suivant le cas, et le petit flacon de dosage du sirop.

Quand le temps est favorable et sans vent, il faut toujours sortir, marcher progressivement et rapidement pour haleter un peu. Si en rentrant on a chaud, ne pas se déshabiller, au contraire peut-être, et déjeuner d'une tasse de lait froid. Si on a le temps, on peut se mettre au lit une heure, après avoir pris une tasse de lait chaud. Au lieu de lait, je recommande quelquefois du miel frais en rayon avec une tranche de pain et un demi-verre d'eau fraîche ; au bout de huit jours on trouvera cela délicieux.

Quand le temps sera venteux, peu agréable, pluvieux, remplacer la marche par les exercices de chambre, comme en hiver. Tout cela ne saurait empêcher l'effet des ordonnances pharmaceutiques des médecins, mais les favoriser plutôt.

Pendant la marche on peut sucer une ou deux pilules, ou boire le sirop.

Ce traitement sera très efficace dans le séjour aux eaux ou aux sapins prescrit à des malades.

Les nageurs ont un grand avantage, si leur état leur permet de supporter l'eau : nager trois ou quatre fois par semaine, une heure de suite, constitue l'exercice de mouvement salutaire par excellence pour bien des maladies, comme : bronchites, gastrites, maladies de foie, de langueur, rhumatismes, etc., etc., c'est au sujet à arriver progressivement suivant sa force et l'indication du médecin, par rapport à la maladie, au degré voulu.

Dans ces traitements, les femmes agiront suivant leur sexe.

Condition 6.

SATISFACTION MODÉRÉE DES DÉSIRS DE LA CHAIR

C'est surtout pendant la gestation et l'allaitement qu'un homme prudent doit trouver dans les plaisirs de la paternité des compensations à ceux de l'époux. Pendant la gestation, que d'avortements ont été la suite d'un excès, même momentané. Puisque je parle d'avortements, avertissons les femmes enceintes qu'elles doivent éviter les longs voyages en chemin de fer, les courses en voiture, sur les pavés surtout, à moins que la voiture n'ait des ressorts spéciaux et que les promenades à pied, relativement fatigantes, offrent les meilleures conditions de santé et de préparation à l'enfantement.

Pendant l'allaitement, il faut se pénétrer que la bonté du lait joue le rôle capital dans la santé de l'enfant, et que les excitations de la chair sont une des grandes causes de l'altération de cet aliment.

Je parlerai peu de cette condition avec laquelle il faut compter beaucoup dans les maladies, et sur laquelle j'appelle fortement l'attention, car la continence favorise beaucoup leur traitement ; elle est même indispensable dans nombre de cas. Les plaisirs de la chair étant un des forts excitants, il est incroyable qu'on passe là-dessus le plus souvent dans les traitements en général.

Mais l'homme peut se satisfaire par des moyens contraires aux lois de la nature... plaisirs solitaires. Cette pratique habituelle amène des suites fâcheuses chez les jeunes gens, mais elles sont d'autant plus redoutables qu'on avance en âge. On peut hardiment supposer que les ramollissements sont dus en grande partie à cette funeste pratique prolongée... ou quelque chose d'approchant avec le sexe !

On peut observer quelquefois des dépérissements chez des jeunes gens, dépérissements auxquels nombre de chefs de famille ne savent attribuer la cause. Il est bon qu'ils surveillent attentivement leurs enfants de ce côté, afin d'arrêter au début ce genre de goût pour la solitude. C'est souvent difficile ; mais il semble qu'en dernier lieu un bon moyen est la menace de divulguer le secret aux connaissances du coupable.

Un chef de famille ne devrait pas craindre de faire connaître à son fils, arrivé à l'âge critique, certaines conséquences de ses liaisons charnelles avec une catégorie de femmes très répandue. Les maladies qui en dérivent peuvent avoir des suites terribles, non-seulement pour sa propre santé et son bonheur, mais aussi pour ceux de sa femme et de ses enfants à venir... Ces maladies se prennent facilement et se guérissent difficilement d'une manière complète, étant presque toujours mal soignées : le secret, l'argent et la continence faisant souvent défaut.

Condition 7.

ABSENCE DE CHAGRINS CUISANTS PROLONGÉS

Les causes des chagrins sont si multiples que je me bornerai à parler d'un des plus grands : la perte d'une personne très chère.

Le premier des moyens pour faire cesser plus ou moins complètement un grand chagrin est de chasser de l'esprit la pensée de l'événement qui a fait naître ce chagrin. Cela est facile à dire. Pour cela, s'éloigner le plus possible des lieux où s'est passé l'événement douloureux, se défaire le plus possible des objets de souvenir. Rechercher les foules nombreuses et bruyantes. Faire des voyages intéressants, accidentés et surtout des exercices, des marches fatigantes, parce qu'elles amènent plus sûrement le sommeil pendant la nuit qui renouvelle et augmente même les chagrins.

Le travailleur, obligé de se livrer aux occupations journalières pour gagner sa vie, y a déjà une diversion puissante contre le chagrin.

CARACTÈRES GÉNÉRAUX

DES SOINS A DONNER AUX ENFANTS A LA MAMELLE

Il y en a quatre nécessaires et suffisants pour les voir croître le mieux possible et exempts de maladies le plus possible : 1º bien manger ; 2º toujours de l'air, extérieur le plus possible ; 3º soins de propreté ; 4º bien dormir.

Ces quatre conditions sont pour ainsi dire inséparables l'une de l'autre.

1º Pour bien manger, il faut que le lait soit bon et que les intervalles d'allaitement soient suffisants pour que l'enfant demande le sein par besoin et non par caprice. Il est facile de réglementer ce point au début. Le lait sera bon quand la mère aura une bonne alimentation ordinaire, sans excitant appréciable et un bon sommeil.

Le sommeil de nuit est le meilleur pour l'enfant et le plus nécessaire à la mère. Les insomnies fatiguent les deux et altèrent beaucoup le lait. C'est la source de maladies. Il importe donc de soumettre l'enfant en ce sens au début, ce qui est facile. Ne se soumettre jamais aux volontés de l'enfant, mais toujours à ses besoins qui consistent uniquement, pour ainsi dire, dans l'appel au sein. La tendresse exagérée conduit à rendre ces petits êtres d'une tyrannie extraordinaire. Nul mieux qu'eux n'a l'instinct de la domination, et si la mère se rend à chaque appel, les nuits deviennent très mauvaises et très préjuciables à tous deux. C'est ce que la mère doit bien se mettre en tête, afin que son cœur alarmé à tort ne la conduise pas à une fâcheuse faiblesse. La nuit est faite pour dormir. On doit en arriver à ne donner le lait qu'une fois au plus et plus du tout au bout de quelques mois. Laissez crier le tyran : cela ne lui fera pas de mal, car il sait s'arrêter à temps, quand son instinct lui fait comprendre qu'il crie en vain. Trois nuits consécutives de force de caractère de la mère suffisent pour le dompter.

Les chagrins et la mauvaise humeur constante chez la mère altèrent son lait.

Je crois qu'il serait salutaire de mettre une mère à l'alimentation légère au moins quinze jours avant et quinze jours après l'accouchement. Qui pourrait affirmer qu'un demi-verre de vin pur donné à une accouchée, soi-disant pour lui donner de la force, n'a pas été la cause déterminante d'un accident fâcheux, comme par exemple la fièvre de lait ?

Quand les enfants ont des feux, des dérangements d'intestins, d'estomac, il suffirait souvent pour les remettre, de leur donner quelques petites cuillerées de jus de pruneaux léger cuits sans vin ni sucre, ou encore des grains de raisin bien mûr écrasés et sans pellicule; ce qui n'empêcherait pas de rechercher la cause dans l'inobservation des quatre caractères distinctifs.

Enfants au biberon.

Le lait de la mère est frais et chaud. Il faut se rapprocher de cette condition. Le lait est un aliment qui s'altère très vite. Il faut donc l'avoir le plus frais possible, d'une bonne vache, toujours la même le plus possible. Donc ne jamais se servir du lait de la veille, qui peut être quelquefois réellement du lait de l'avant-veille. Voilà un sérieux motif pour déshabituer ces enfants de boire pendant la nuit. Pour l'avoir chaud, on doit le faire chauffer lentement et le donner plutôt trop tiède que trop chaud.

Les biberons doivent être toujours nettoyés à fond pour ne pas avoir de mauvais goût, et encore il vaut mieux les changer souvent (les tuyaux), sans regarder à une dépense utile. Quitter le biberon, quand l'enfant peut prendre à la cuiller est encore mieux.

2º Linge blanc et lavage fréquents. Il est salutaire d'habituer le plus tôt possible et progressivement aux lavages à l'eau froide qui fortifient la constitution. Cela leur évite des maladies, celles des voies respiratoires particulièrement : les lavages à l'eau tiède débilitent et occasionnent des feux, des boutons et ces rougeurs aux fesses dont on atténue les démangeaisons avec des poudres. Les lavages froids sont faits rapidement, avant l'allaitement ; la peau est ensuite séchée avec frictions douces, rapidement aussi. Puis on enveloppe convenablement et on donne le lait.

3º L'aération doit être aussi complète que possible jour et nuit. Dans le jour, en plein air souvent avec les précautions de circonstance. Dans la nuit, chambre bien aérée, sans voile ni linge au-dessus de la tête de l'enfant. À la condition 4 se trouve le moyen facile d'aérer.

4º Quand les trois conditions précédentes seront remplies, le sommeil sera bon.

Ajoutons à ces quatre caractères généraux quelques recommandations secondaires.

Eviter de porter les enfants longtemps; cela les rend volontaires et pleurnicheurs et fatigue la mère. Un très bon passe-temps est de les laisser sur le sol, sur un tapis, libres de se mouvoir et de se démener à leur aise, avec un petit objet en bois qui ne puisse se mettre entièrement dans la bouche; on les verra s'amuser, comme de petits chiens, de petits chats s'amusent pendant des heures avec un morceau de papier, un bout de ficelle..... et leurs mères tranquilles à côté n'auront à s'occuper que de leurs besoins véritables et non de leurs caprices. C'est aussi dans ces moments de liberté que les enfants trouvent d'eux-mêmes et certainement le mieux possible les lois d'équilibre que les animaux et les hommes primitifs appliquent si bien.

Dès que les enfants peuvent prendre et désirer autre chose que le lait, il faut avoir soin de ne leur donner que des choses légères qui n'empâtent ni la bouche, ni l'estomac, comme par exemple un petit morceau de fruit ou de gâteau sec, afin de ne pas nuire au repas réel, la prise du lait ou de la soupe.

Caractères généraux pour les enfants sevrés.

Ils sont les mêmes, mais les moyens peuvent différer quelque peu. Les repas deviennent de plus en plus réglés (sans regarder au cadran cependant). N'oublier jamais qu'ils doivent être faits avec appétit. Je vais avertir d'une chose qui arrive fréquemment. Ils sont si gentils, les bébés, que c'est à qui leur donnera une gourmandise, un bonbon, quand ce n'est qu'un fruit encore..... et les grand'mamans donc! alors le bébé arrive souvent à la soupe, l'estomac affadi et refuse la vraie nourriture..... de là un tas d'agaceries et de façons, quelquefois inutiles,. pour l'exciter à manger, quand il devrait tendre le bec, comme les oiseaux d'une couvée lorsque la mère arrive.

Il faut éviter cela avec soin. Cela délabre l'estomac; alors insomnies, maladies, quelquefois graves et prédispositions aux épidémies. C'est donc à la mère seule qu'il appartient de donner entre les repas quelque chose de léger, surtout en fruits mûrs. — Un *veto* absolu sur les bonbons en général et dragées surtout. — Quand les enfants sont confiés à des bonnes, c'est encore bien pis, parce que personne ne se gêne plus avec elles pour offrir aux enfants. Elles doivent donc recevoir la défense absolue de leur permettre d'accepter quoi que ce soit.

Choisir pour bonnes d'enfants de tous âges des filles ayant l'humeur égale et le caractère enjoué. L'enfant doit s'en imprégner à la longue.... et telle personne aura un caractère acariâtre parce qu'elle aura eu pour bonne dans ses premières années, une fille acariâtre qui en aura fait naître ou développé les germes. Dans cet ordre d'idées, une fille chantant agréablement donnera le sentiment de la musique.

On ne doit plus se servir de voiture dès que les enfants commencent à marcher avec l'aide de la main, à moins d'un certain trajet. Le bon exercice se prend dans le jeu des membres. Laisser les enfants s'amuser librement dans le laps de temps permis pour cela, sinon pour les empêcher de se salir et de faire quelque imprudence. C'est dans ces moments qu'ils deviennent agiles et adroits.

Se reporter à la condition 1, où est signalé le danger de donner habituellement des excitants à des enfants, même grands, et la médication qui y est afférente.

PHÉNOL BOBŒUF

———

A partir de 1867, à Nantes, je devins un apôtre fervent du phénol Bobœuf (phénate de soude), parce qu'il m'avait arrêté une atroce chute de cheveux qui me perçait l'âme. Je phénolisais partout, dans mes séjours de garnison surtout, recevant les remercîments des guéris (parmi lesquels un médecin de Fontevrault, un pharmacien près de Sainte-Croix, à Nantes, et un chien qui était extraordinaire dans ses démonstrations de reconnaissance), et les quolibets des nombreux incrédules.... Je devins habile dans l'emploi du phénol et, au bout d'un an à deux de succès aussi nombreux que surprenants, j'avais reconnu ainsi sa puissance. Le phénol est souverain dans la guérison de toute contusion, brûlure surtout, coupure, de toute lésion de l'épiderme ayant toute autre cause que vice du sang..... et encore ?

Arrivé à Nancy, en septembre 1869, ce fut un lieu de triomphe pour moi. Le pharmacien situé au coin des rues Saint-Dizier et Saint-Georges, auquel j'adressais mes clients parce qu'il était mon voisin, m'avoua que, de l'époque de mon arrivée au mois d'avril 1870, en six mois, il avait vendu plus de 1,200 flacons de phénol, tandis qu'avant c'était deux ou trois par mois. Dès 1868, je l'employai à l'intérieur avec succès contre les diarrhées, maux d'estomac subits. Je guéris à mon colonel une diarrhée rebelle à tous les traitements depuis quatre mois et cela en vingt-quatre heures. C'était un de mes incrédules endurcis; il prononçait toujours le mot phénol avec un petit air sarcastique.... oh! mais à partir de ce moment, il me chercha des clients avec ardeur.

Donc, se servir habituellement du phénol Boboeuf de la manière suivante, au lieu d'acide phénique, dont l'emploi est beaucoup plus délicat, sans entrer autrement dans une discussion comparative :

Pour les lésions externes. — Mêler du phénol avec de l'huile d'olive dans la proportion (oh! sans bien mesurer) de 4 d'huile, 1 de phénol, pour les plaies nouvelles, et de 6 à 10 d'huile, 1 de phénol, pour les plaies anciennes; plus la plaie est ancienne, moins l'huile doit être phénolée. Puis, avec un pinceau ou le bout du doigt, en oindre le mal, le matin et le soir surtout. Quelle guérison rapide! à condition qu'un corps étranger ne soit pas resté dans la plaie, ce à quoi il faut bien faire attention. *Remuer toujours le liquide avant de s'en servir.* Mettre sur la plaie du papier de soie plié en trois ou quatre, puis le bandage! C'est plus facile, plus léger, plus propre et plus économique que le linge pour panser. Quand la plaie est fraîchement saignante, placer d'abord dessus des compresses imbibées de phénol pur ou étendu d'eau. Quand le sang est arrêté, employer l'huile phénolée.

Que de panaris j'ai fait avorter autrefois ou aidé à guérir très rapidement avec un si grand apaisement de la douleur, avec l'emploi de compresses imbibées de phénol peu étendu pour le mal non ouvert, et très étendu pour la plaie ouverte. Quant le panari n'avortait pas, la douleur était bien moins grande et le mal bien mieux préparé à l'incision.

L'huile phénolée fait merveille sur les gerçures et les crevasses des pieds et des mains en hiver.

Les pieds fatigués, échauffés, endoloris par la marche, sont remis de suite avec un bain de pieds de quelques minutes dans l'eau froide additionnée de 5, 10, 15 gouttes de phénol ; laisser sécher les pieds sans essuyer.

Sur une ampoule, après l'avoir bien vidée, sur une écorchure, une plaie vive à un pied, la graisser avec l'huile phénolée et la couvrir de papier de soie plié ; on peut marcher sans plus s'en occuper en renouvelant ce pansement facile une ou deux fois. Une troupe faisant route à pied se trouvera très bien d'avoir un flacon d'huile phénolée et de papier de soie en provision à cet effet. Remuer avant de s'en servir.

PRESCRIPTION IMPORTANTE

Pour le traitement de plaies sérieuses, comme varices, écrasement, brûlures, anthrax, clous, panaris, enflure de l'épiderme, etc., etc., *se mettre de suite à l'alimentation très légère ; fatiguer le moins possible ; observer la continence, condition 6, pendant tout le traitement,* en même temps que l'emploi du phénol pour les maux indiqués. On fera bien aussi de boire à jeun, un verre de tisane rafraîchissante, de houblon par exemple, froide si on veut, dans l'après-midi et un verre avant ou pendant le repos de la nuit.

Ces prescriptions suffisent généralement pour guérir un de ces maux, mais en tous cas le présentent si bien au médecin que sa besogne s'en trouve très diminuée.

Dans les diarrhées, coliques, maux d'estomac subits, versez dix gouttes de phénol dans un verre d'eau froide; buvez par petites gorgées, en une heure par exemple, en remuant le liquide chaque fois; recommencer avec des intervalles bien plus longs et ainsi de suite, s'il y a lieu, après le deuxième verre; autrement, inutile de continuer, car le bien se produit rapidement, s'il se produit. Ici, je ne réponds pas toujours d'un succès certain.

Pour arrêter une chute de cheveux et même les faire repousser après une maladie, verser quelques gouttes de phénol dans une cuvette d'eau et bien se laver la tête. Ne pas s'essuyer, mais enlever seulement le plus gros, en tamponnant avec l'éponge ou la serviette; par le froid, envelopper ensuite la tête avec une serviette sèche. Renouveler l'opération trois ou quatre fois en quinze jours.

Trois ou quatre gouttes de phénol dans un verre d'eau constituent une eau dentifrice saine et active. S'en servir une ou deux fois par mois.

Les vétérinaires emboîteront le pas quelque peu dans cette médication.... à l'égard des chiens surtout.

Le phénol agit plus sur l'animal que sur l'homme parce que le premier a une alimentation naturelle. Aussi, si on met au lait ou aliment doux, maigre, un chien en traitement; un cheval au barbotage, l'effet du phénol, huile phénolée ou autre drogue, sera plus efficace.

Ces articles sur l'emploi du phénol Bobœuf seront très utiles aux gens de la campagne où le médecin fait souvent défaut et aux ouvriers des villes dont l'alimentation est généralement défectueuse.

Les pharmaciens qui ont eu autrefois confiance en moi pour l'efficacité du phénol ont fait des cures sans nombre, ce qui leur a servi en même temps de réclame très productive.

ÉPILOGUE

Tous peuvent remarquer que ma médication repose sur quatre grands principes de la nature appliqués avec discernement :

L'alimentation simple naturelle ;
L'aération de jour et de nuit ;
Le mouvement pour le jeu complet de l'organisme ;
L'eau froide.
L'électricité pourra, sans doute, prêter son aide à ces quatre principes fondamentaux.

O nature ! que tu es admirable et que tu offres de ressources à celui qui travaille sous l'égide de tes lois grandioses et immuables !

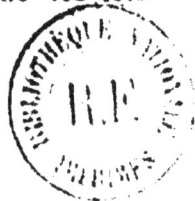

(1813) Dijon, Imp Jobard.

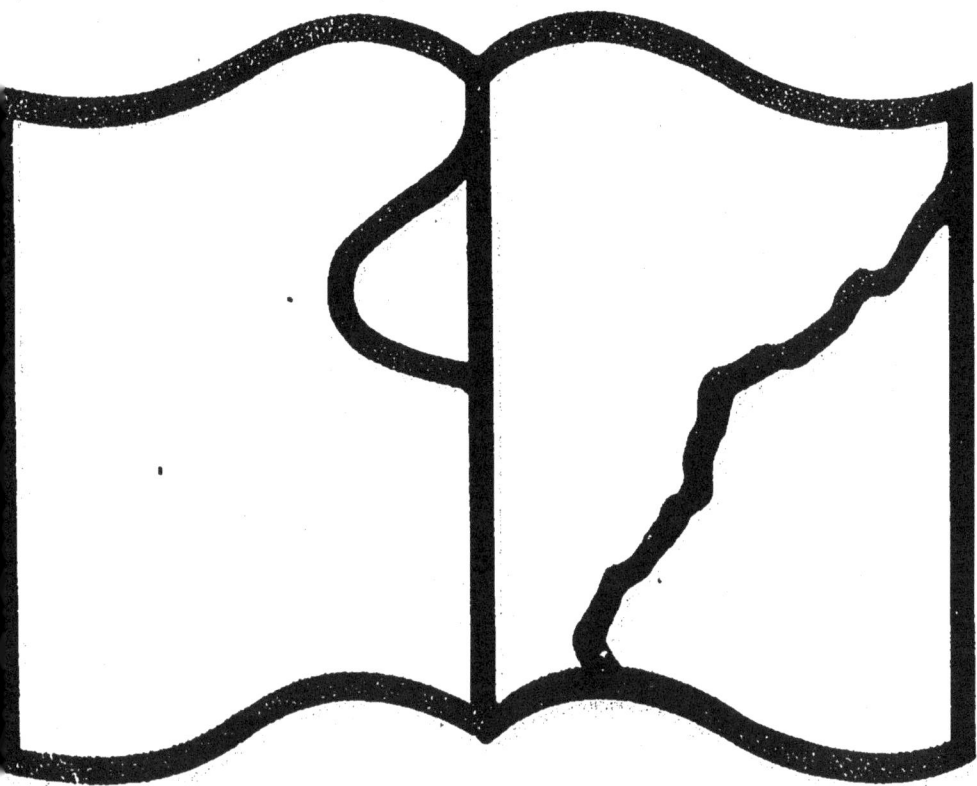

Texte détérioré — reliure défectueuse

NF Z 43-120-11

.

www.ingramcontent.com/pod-product-compliance
Lightning Source LLC
Chambersburg PA
CBHW050611210326

41521CB00008B/1215